Helen Singer Kaplan

Sexualtherapie

Ein neuer Weg für die Praxis

Übersetzt und mit einem Vorwort versehen
von Dieter Langer

Ferdinand Enke Verlag Stuttgart 1979

Helen Singer Kaplan, M. D., Ph. D.
Clinical Associate Professor of Psychiatry at Cornell University College of Medicine
Head of the Sex Therapy and Education Program at Payne Whitney Clinic of New York Hospital

Übersetzer:
Professor Dr. med. Dipl.-Psych. Dieter Langer
Psychiatrische Klinik der Medizinischen Hochschule Hannover

Titel der amerikanischen Ausgabe:
Helen Singer Kaplan, M. D., Ph. D.: The Illustrated Manual of Sex Therapy
Published by agreement with Times Books, 3 Park Avenue,
New York, N.Y. 10016

CIP-Kurztitelaufnahme der Deutschen Bibliothek

Singer Kaplan, Helen
Sexualtherapie : e. neuer Weg für d. Praxis /
Helen Singer Kaplan. Übers. u. mit e. Vorw.
vers. von Dieter Langer. – Stuttgart : Enke,
1979.
Einheitssacht.: The manual of sex therapy
<dt.>
ISBN 3-432-90261-1

1979 Ferdinand Enke Verlag, POB 1304, 7000 Stuttgart 1 – Printed in Germany

Druck: Offsetdruckerei Karl Grammlich KG, Pliezhausen

Vorwort des Übersetzers

Ich habe dieses Buch übersetzt, weil ich es so gut finde, daß ich mir wünschen würde, ich hätte es selbst geschrieben.

Ich habe es außerdem übersetzt, weil ich ein Buch suchte, das ich Ärzten, Psychologen und auch Angehörigen anderer therapeutischer Berufe im Bereich der Psychologischen Medizin empfehlen könnte, die ich sexualtherapeutisch weiterbilde und supervidiere. Ein Buch, das eine kompakte und praxisnahe Anleitung gibt, auch Techniken vermittelt, und zugleich in jedem Augenblick klar macht, daß das, wozu angeleitet wird und was im Zusammenhang mit Techniken geschieht, *Psychotherapie* ist. Ich kenne keinen anderen Text, dem das so gelingt.

Eine Art Durchbruch – auch im Rückblick wohl der bedeutendste Beitrag – in der Therapie sexueller Funktionsstörungen war das Behandlungskonzept von Masters und Johnson. Wie andere Therapeuten, gleich welcher Provenienz, die bis dahin sexualtherapeutisch interessiert und engagiert waren, war auch ich beeindruckt von der Effektivität dieses sexualtherapeutischen Kurz- und Intensivprogramms. Beeindruckt auch von der Entschiedenheit der Behandlungsprinzipien: Symptomzentriertheit, Partnerorientiertheit, Akzent auf gezielt-gestufte Sexualinteraktionen, duales (männlich-weibliches) Therapeutenteam.

Verhaltenstherapeuten sahen die vielen Parallelen zu ihrem eigenen Ansatz und zugleich die Notwendigkeit, Paare als Patienten zu behandeln.

Analytiker mußten sich fragen, ob die Langfristigkeit ihres Ansatzes das erbrachte, was der Patient von der Behandlung erhoffte. Und sie konnten gespannt sein auf die Möglichkeiten, Erlebnisse in die Analyse einzubeziehen, die sich doch ergeben *mußten,* wenn zwei Menschen, ihren Leib lebend, sich auf ganz neue Formen der Berührung zu zweit einlassen. Aber da stand ihnen ja die Couch im Wege und die Verpflichtung zur strikten Nicht-Einmischung!

Angesichts von so viel Effektivität mußte man sich aber fragen, ob denn vielleicht das (aufwendige) Therapeutenpaar reduzierbar ist auf einen Therapeuten, der sich den des anderen Geschlechts nur herbeiholt, wenn es vom Therapieverlauf her nötig ist. Und ob man das 14-Tage-Intensiv- und Rooming-in-Programm nicht auflockern kann zu einer maßgeschneiderten Abfolge therapeutischer Sitzungen in der Sprechstunde plus zwischenzeitliche Übungen nach Anweisung zu Haus. Und ob nicht, zumindest streckenweise, der Einzeltherapie ein größerer Stellenwert beizumessen ist. Oder ob man das Prinzip der Sache gar auf Gruppentherapie erweitern kann.

Für mich hat Helen Singer Kaplan die meisten dieser Fragen beantwortet, als sie 1974 ein Buch über ihre sexualtherapeutischen Erfahrungen veröffentlichte. Sie nannte es „The New Sex Therapy. Active Treatment of Sexual Dysfunctions" – und der Leser des vorliegenden Buches muß nachdrücklich auf dieses Hauptwerk der Verfasserin verwiesen werden, will er sich nicht entgehen lassen, wie Sexualtherapie theoretisch breit fundiert ebenso wie kasuistisch nuanciert dargeboten werden kann.

Ein Jahr später veröffentlichte Helen Singer Kaplan ein zweites Buch – das vorliegende. Sie hatte das Bedürfnis, klarer herauszustellen, was das Prinzip der neuen Sexualtherapie ist: die Kombination von gezielten Verhaltensanleitungen zu jeweils indizierten, weil emotional korrigierenden, Sexualübungen mit der Aufarbeitung der dabei gehabten Erlebnisse und Empfindungen in den psychotherapeutischen Sitzungen. Sie gab dem Buch künstlerisch gestaltete, ungemein zarte und zärtliche Abbildungen bei, um den technischen Aspekt zu verdeutlichen. Sie entschuldigte sich fast, zu sexualmechanisch gewesen zu sein. Man muß schon sehr voreingenommen sein, das Buch so zu empfinden. Wir haben (aus verschiedenen Gründen) die Abbildungen weggelassen. Der Verfasserin ist die Zustimmung zu diesem Verzicht nicht leichtgefallen. Ich glaube aber, daß auch das bildlose Buch ihre Intentionen genau verwirklicht.

Die neue Sexualtherapie wird durch zwei Kombinations-Prinzipien charakterisiert:

Die Kombination bestimmter Sexualübungen, die auf Anweisung zu Hause gemacht werden, mit psychotherapeutischen Sitzungen, in denen die emotionalen Erlebnisse bei diesen Übungen aufgearbeitet werden. Solche Übungen sind u.a.: nicht-genitales Sensualitätstraining (meist mit initialem Koitusverbot) und bestimmte genitale Stimulationen zwischen den Partnern, genitale Selbsterkundung und Masturbationsübungen, Phantasieanreicherung und Erfahrung mit erotischem Material.

Die Kombination verschiedener therapeutischer Methoden: ein klar analytisches, jedoch „direktives" und aktives Grundkonzept mit Offenheit für Verhaltenstherapie und Gestalttherapie. Für sich allein haben weder analytische Therapie noch Verhaltenstherapie so gute Ergebnisse bei Sexualstörungen. Das ist verständlich. Sexualtherapie verlangt aktiveres Eingreifen und konkretere Anleitungen als der „reine" Analytiker zu leisten in der Lage ist. Und Sexualtherapie überfordert den „reinen" Verhaltenstherapeuten, wenn besonders handfeste Widerstände und tiefsitzende Konflikte zu bearbeiten sind.

Vielleicht kann man sagen, daß die neue Sexualtherapie eine „dynamische Verhaltenstherapie" oder aber eine „aktiv verhaltensmodifizierende analytische Therapie" ist.

Noch ein Wort zur Symptomzentriertheit des sexualtherapeutischen Ansatzes: Sexualtherapie ist Psychotherapie. Also mehr als Beratung und weit mehr als Anwendung leicht zu lernender Tricks oder Kniffe. Und so wendet sich dieses Buch an „gelernte" Psychotherapeuten. Es ist kein „Kochbuch"!

Aber: die neue Sexualtherapie hat deutlich gemacht,

daß sexuelle Funktionsstörungen nicht in jedem Fall (wie von Analytikern lange Zeit behauptet) Symptome einer neurotischen Persönlichkeits- und Verhaltensstörung sind und als solche psychotherapiert werden müssen;

daß tiefverwurzelte neurotische Konflikte umgangen oder ausgeklammert werden können und trotzdem sexualtherapeutisch erfolgreich gearbeitet werden kann – gleichsam im Rahmen dessen, was die Neurose zuläßt;

daß es sich im Verlauf einer Sexualtherapie nicht selten als notwendig erweist, neurotische Konflikte gezielt analytisch zu bearbeiten oder neurotische Verhaltensstörungen verhaltenstherapeutisch zu behandeln;

daß sich Funktionsverbesserung auf sexuellem Gebiet, heilsam generalisierend, auf eine Besserung sonstiger neurotischer Verhaltensstörungen auswirken kann.

Ich selbst verdanke Helen Singer Kaplan viel für mein sexualtherapeutisches Arbeiten. Was genau, ist für mich heute nicht mehr klar abgrenzbar. Über die Leitprinzipien dieses Buches hinaus – oder vielmehr in ihrer konsequenten Erweiterung – hat sich mir ergeben, daß ich doch länger mit dem einen oder anderen Partner in Einzeltherapie arbeiten muß, und daß sich die Methode sehr gut in Gruppen anwenden läßt, so zuletzt in einer auf 15 Sitzungen begrenzten Therapiegruppe sexualgestörter Frauen.

Zusammengefaßt möchte ich sagen, daß dies ein Buch ist für ärztliche und nichtärztliche Psychotherapeuten, die sich gewünscht haben, ihren sexualgestörten Patienten durch gezieltere Behandlung besser helfen zu können.

Hannover, Herbst 1978 *Dieter Langer*

Inhalt

Einführung: Das Konzept der Sexualtherapie

Kernstück der neuen Sexualtherapie ist die gezielte Anleitung zu spezifischen sexuellen Erfahrungen.

Verschiedene andere Psychotherapieformen – insbesondere Psychoanalyse, Partnertherapie und Verhaltenstherapie – sind ebenfalls für die Behandlung sexueller Funktionsstörungen verwendet worden. Sie alle stützen sich ausschließlich auf die in der Sprechstunde stattfindenden therapeutischen Transaktionen.

Der analytische Prozeß bewirkt eine intensive emotionale Interaktion zwischen dem Analytiker und dem Analysanden. Durch Analyse dieser Beziehung soll Einsicht in die unbewußten Konflikte, Ängste und Wünsche gefördert werden, in denen das Sexualproblem des Patienten wurzeln mag.

Der Partnertherapeut verwendet seine Beobachtungen der Interaktionen des gestörten Paares als Grundlage für seine Schlüsse bezüglich der unbewußten Quellen eines Sexualproblems. Er konfrontiert das Paar mit den wechselseitigen destruktiven Auswirkungen seines Verhaltens und versucht zugleich, ihm die unbewußten kindheitsbedingten Übertragungsmechanismen bewußt zu machen, die vermutlich ihr neurotisches Verhalten zueinander entstehen ließen und ihnen auch die sexuelle Erfüllung verwehrten.

Der Verhaltenstherapeut will nichts mit der Konzeption von unbewußten Motivationen zu tun haben. Er bemüht sich vielmehr um ein Verständnis der Verhaltensbedingungen, die die Impotenz eines Mannes oder die Orgasmusunfähigkeit einer Frau entstehen ließen und aufrechterhalten. Er versucht, die Sexualfunktion dadurch zu verbessern, daß er die fehlangepaßten Verstärkungskontingenzen verändert, die die sexuell destruktiven Ängste und antierotischen Verhaltensmuster haben entstehen lassen. Um dieses Ziel zu erreichen, werden verschiedene Techniken verwendet wie systematische Desensibilisierung zur Angstverminderung, Bekräftigung erwünschten sexuellen Verhaltens und aversives Konditionieren zur Eliminierung von sexuell destruktiven Mustern.

Die Sexualtherapie verwendet alle diese verschiedenen Formen von psychotherapeutischen Interventionen, die in der Sprechstunde durchgeführt werden. In der Sexualtherapie werden sie jedoch in Verbindung mit Sexualübungen verwendet, die das Paar unter gezielter Anleitung in der Intimität seines Schlafzimmers ausführt. Es ist die integrierte Verwendung von systematisch strukturierten sexuellen Erfahrungen zusammen mit psychotherapeutischer Exploration der unbewußten intrapsychischen Konflikte beider Partner sowie der subtilen Dynamik ihrer Interaktionen, die die Besonderheit und das Grundkonzept der Sexualtherapie ausmacht. Sehr wahrscheinlich liegt der Schlüssel zu ihrer Wirksamkeit in dieser Mischung von erfahrungsmäßigen und dynamischen Methoden.

Die Konzepte und Techniken der Psychoanalyse, Partnertherapie und Verhaltensmodifikation, die alle einen wichtigen Stellenwert in der neuen Sexualtherapie haben, sind gut dokumentiert und ausführlich in der Literatur beschrieben worden. Aus diesem Grund werden sie in diesem Buch nicht behandelt. Wer Sexualtherapie machen will, sollte mit ihnen vertraut sein.

Das Ziel dieses Buches ist vielmehr die Beschreibung der in der Sexualtherapie häufig verwendeten *sexuellen Techniken* ebenso wie die Erörterung einiger Hypothesen bezüglich ihrer Grundlagen und ihrer Wirkungsweisen. Außerdem wird die emotionale Bedeutung dieser Übungen für die Patienten und auch die therapeutische Implikation dieser emotionalen Reaktionen erörtert werden.

Die den sexuell gestörten Paaren empfohlenen Übungen sind keine inhumanen mechanischen Verfahren. Im Gegenteil lösen die für das Paar im Rahmen der Sexualtherapie strukturierten erotischen und sinnlichen Interaktionen häufig starke emotionale Reaktionen bei einem der Partner oder bei beiden aus. Diese Reaktionen sind von fundamentaler Bedeutung für den psychotherapeutischen Prozeß, weil sie die entscheidende Dynamik des klinischen Problems enthüllen, das auf diese Weise unmittelbar verfügbar für die Exploration während der psychotherapeutischen Sitzungen gemacht wird. Ein impotenter Mann z.B. kann sich nicht auf den Rücken legen, wie er sollte, und die zärtlichen Liebkosungen von seiner Frau genießen, weil ihm dieses Erlebnis Angst macht und ihm Zwangsvorstellungen des Abgelehntwerdens kommen: „Das macht ihr keinen Spaß . . . es wird sie langweilen . . . sie wird mich für krank halten . . . ich muß ihr einen Orgasmus vermitteln." Seine Angst, Lust von seiner Frau zu empfangen, und seine Abwehr dieser Angst werden sowohl dem Therapeuten als auch dem Paar selbst deutlich werden. Oft dient ein Sicheinlassen auf solche bisher vermiedenen Erlebnisse der Konfrontation des Individuums mit der latenten Angst, die seine Erektionsreflexe genau in dem Augenblick, wo er so gerne funktionieren wollte, bisher versagen ließ.

In diesem Buch werden einige typische Reaktionen des Patienten und seines Partners auf die einzelnen, den beiden empfohlenen Sexualübungen beschrieben. Außerdem werden einige Implikationen dieser emotionalen Reaktionen in Hinsicht auf die Verursachung der Sexualprobleme besprochen.

Die emotionalen Reaktionen des Paares auf die „verordneten" Sexualübungen sind eine therapeutische Herausforderung, indem sie Widerstände und Hindernisse für die Therapie und zugleich einzigartige Gelegenheiten für effektive therapeutische Intervention darstellen. Deshalb werden auch einige therapeutische Strategien erörtert, mit deren Hilfe man mit diesen emotionalen Reaktionen umgehen kann.

So ist dieses Buch in erster Linie ein Leitfaden des Erfahrungsaspekts der Sexualtherapie. Im Interesse eines sinnvollen Verständnisses dieses Materials ist es jedoch erforderlich, den Hintergrund etwas zu beleuchten bezüglich des Wesens der sexuellen Reaktionen von Männern und Frauen, der Dynamik sexueller Funktionsstörungen und einiger Grundbegriffe der Verursachung. Diese Themen finden sich mehr in die Tiefe gehend erörtert in meinem Buch „Die neue Sexualtherapie". Diese Grundlagen sind hier nur zusammengefaßt, um das Material zu den Übungen in die richtige Perspektive zu bringen.

Hinzugefügt wurde ein Kapitel über die Befunderhebung, d.h. die Sexualuntersuchung und die Sexualanamnese. Das ist ein strukturiertes Interview, durch das man die für die Formulierung des Problems erforderlichen Daten gewinnt. Eine feinfühlige mehrdimensionale Formulierung ist notwendig, um dem Therapeuten vernünftige Behandlungsentscheidungen zu ermöglichen. In dieser Weise praktizierte Sexualtherapie ist sehr individualisiert und flexibel. Es sollte keine standardisierte Behandlungsroutine mechanisch bei allen sexuell funktionsgestörten Paaren angewendet werden. Jedes Verfahren, jede Übung, jede Interpretation sollte eine explizite rationale Grundlage haben. Ein derart individualisierter Ansatz erfordert eine besondere Erhebungstechnik, die auf die Bewertung des sexuellen *Erlebens* eines Paares zielt und sich nicht mit der Erhebung von Daten nach Art eines deskriptiven psychischen Befundes begnügt.

Sexualtherapie, so effektiv sie für die richtigen Fälle ist, ist nicht für alle Sexualprobleme indiziert. Die Sexualprobleme von manchen Menschen wurzeln zu tief und manche Beziehungen sind zu feindselig, um einer Kurzintervention zugänglich zu sein. Es ist von Nutzen für den Therapeuten, wenn er sich der Grenzen dieses Ansatzes ebenso wie seiner Stärke bewußt ist. Aus diesem Grund werden auch einige prognostische Faktoren, die das Ergebnis der Sexualtherapie zu beeinflussen scheinen, in diesem Buch erörtert.

Eine wichtige Begrenzung der Sexualtherapie besteht darin, daß die Behandlung, außer bei völlig anorgastischen Frauen, die Mitwirkung von zwei kooperativen Individuen erfordert. Wie in diesem Buch beschrieben, sind die empfohlenen Übungen, die ein Kernstück der Sexualtherapie darstellen, im wesentlichen strukturierte Interaktionen zwischen Sexualpartnern. Sie können einfach nicht allein ausgeführt werden. Dies ist ein Problem für die alleinstehende Person mit einer sexuellen Funktionsstörung.

Manche Kliniken haben versucht, dieses Dilemma dadurch zu lösen, daß sie Surrogatpartner zur Verfügung stellen – d.h. fremde Personen, die gegen Honorar Übungen mit dem Patienten machen. Dieses Vorgehen hat Vorteile und Nachteile. Der wichtigste Vorteil liegt darin, daß manchen unzureichend funktionsfähigen Alleinstehenden Gelegenheit gegeben wird, Selbstvertrauen und Sicherheit in bezug auf ihre Sexualfunktion zu gewinnen, die sie dann befähigt, eine Beziehung einzugehen. Jedoch ist die Humanisierung der sexuellen Beziehung eines der Hauptziele der Sexualtherapie. Sex mit einer bezahlten fremden Person, wie technisch perfekt er auch immer sei, kann diesem Ziel nicht genügen. Lieber wird man einem Mann psychotherapeutisch so viel Selbstwertgefühl vermitteln, daß er sich frei fühlt, eine Beziehung mit einer Frau einzugehen, auch wenn er nicht perfekt funktionsfähig ist. Wenn mich ein funktionsgestörter Patient ohne Partner konsultiert, so ist es meine klinische Praxis, zu einer Beurteilung des Sachverhaltes zu gelangen und diese mit dem Patienten gemeinsam zu besprechen. Ich beschreibe und erkläre auch die Behandlung, die in seinem Fall Aussicht auf Erfolg verspricht. Manchmal wird Psychotherapie als vernünftige Alternative zur Sexualtherapie für den alleinstehenden Patienten angeboten, aber in anderen Fällen ist nichts von ihr zu erwarten, zumindest in Hinsicht auf das Sexualsymptom. Der Patient wird durch Beratung dieser Art natürlich nicht geheilt. Aber es wird ihm ein rationales Verständnis seines Problems vermittelt, und außerdem die Hoffnung auf dessen Lösung, sobald und falls er eine geeignete Beziehung einzugehen in der Lage ist.

In jeder Arbeit über Sexualtherapie sollte ein Wort gesagt werden über ihr eng begrenztes Ziel, die sexuelle Funktionsfähigkeit zu verbessern. Wir sollten nicht das Gefühl haben, uns dafür entschuldigen zu müssen, weil das sexuelle Wohlergehen ein äußerst wichtiger Aspekt des menschlichen Lebens ist. Zugegebenermaßen ist es jedoch nur ein begrenzter Aspekt, und Sexualtherapie sollte sich einer breiteren menschlichen Perspektive bewußt sein. Indem wir uns auf Sex konzentrieren, sollten wir uns auch für die breitere seelische Matrix offen halten, deren integraler und großartiger Bestandteil die Sexualität ist.

I. GRUNDLAGEN

1. Kapitel: Wesen und Ursachen sexueller Funktionsstörungen

Die sexuellen Reaktionen bei Mann und Frau verwandeln die Geschlechtsorgane aus ihrem Ruhezustand in leistungsfähige Fortpflanzungsinstrumente. Der schlaffe Urinierpenis wird zum erigierten Fortpflanzungsphallus verwandelt, und der trockene potentielle Vaginalraum wird zum offenen, feuchten und prallen Aufnahmeorgan. Auf den ersten Blick scheint die sexuelle Reaktion von Mann und Frau ein einheitlicher Vorgang zu sein. Beim Mann wird die Erektion von der Ejakulation gefolgt. Bei der Frau kulminiert das Feuchtwerden und die Anschwellung der Geschlechtsteile im Orgasmus. Jedoch zeigt die genauere Betrachtung, daß die sexuelle Reaktion beider Geschlechter aus zwei getrennten Phasen besteht. Diese sind anatomisch und physiologisch analog bei beiden Geschlechtern. Sie können jede für sich gehemmt werden und lassen dann verschiedene dysfunktionale Syndrome entstehen.

Der erste Teil der sexuellen Reaktion besteht in genitaler Blutgefäßfüllung. Der zweite, der Orgasmus, ist im wesentlichen eine Serie von unwillkürlichen klonischen Kontraktionen der Genitalmuskulatur.

Beim Mann kommt die Erektion zustande durch eine Vasokongestion der penilen Blutgefäße. Penis-Kapillaren erweitern sich und spezielle venöse Kanäle schließen sich. Blut wird in speziellen Kavernen des Penis eingeschlossen, und dieser im wesentlichen hydraulische Mechanismus führt zur Ausdehnung dieses Organs. Diese Reaktion wird vermittelt durch das autonome Nervensystem: die Arteriolen-Erweiterung wird parasympathisch vermittelt, während die Schließung der Venenklappen wahrscheinlich durch sympathische Nerven gesteuert wird. Der Orgasmus ist eine Reaktion für sich. Beim Mann umfaßt er zwei Komponenten: Emission und Ejakulation. Emission (die vom Mann als Gefühl der Unvermeidbarkeit der Ejakulation wahrgenommen wird) besteht in der reflektorischen Kontraktion der inneren Geschlechtsorgane. Kontraktionen der Samenleiter, der Prostata und der Samenblasen pressen das Ejakulat in den hinteren Teil der Harnröhre. Die Emission ist eine sympathisch vermittelte Reaktion. Kurz darauf setzt die Ejakulation ein. Diese besteht aus im Rhythmus von 0,8 Sekunden aufeinander folgenden Kontraktionen der quergestreiften Muskeln an der Basis des Penis: der Bulbo- und Ischiocavernosusmuskeln.

Zwei analoge Dinge passieren bei der Frau. Als Zeichen sexueller Erregung kommt es zu Vasokongestion der Blutgefäße der Schamlippen und des die Scheide umgebenden Gewebes. Diese Schwellung ist diffuser als beim Mann. Frauen haben keine speziellen Kavernen, und die genitale Vasokongestion bei der Frau produziert anstelle einer Erektion die „orgastische Plattform", eine örtlich begrenzte perivaginale Schwellung. Genitale Vasokongestion ist auch verantwortlich für die vaginale Lubrikation: ein Transsudat der Flüssigkeit, die sich im kleinen Becken während dieser Erregungsphase bei der Frau ansammelt. Zusätzlich erschlaffen die glatten Muskeln der inneren Vagina und bewirken ein inneres Aufblähen und Ausdehnen der Vagina und ein Hochsteigen des Uterus. Im Gegensatz zum Mann hat der Orgasmus bei der Frau nur eine Komponente. Frauen haben keine Emissionsphase. Die klonische Phase jedoch ist genau analog und besteht in 0,8-Sekunden-Kontraktionen der Ischio- und Bulbocavernosus-Muskeln sowie der Pubococcygeal-Muskeln. Die periphere Innervation der sexuellen Reaktion bei der Frau ist noch nicht untersucht worden, aber man darf analog vermuten, daß die sexuellen Reaktionen bei der Frau ebenfalls vom autonomen Nervensystem gesteuert werden.

Wenn diese Reaktionen oder eine ihrer Teilphasen beeinträchtigt sind, kommt es zu sexuellen Funktionsstörungen. Es gibt sechs Funktionsstörungen: drei beim Mann und drei bei der Frau.

Bei Beeinträchtigung der Erektionsreaktion ist der Mann *impotent.* Die Hemmung bei Impotenz ist beschränkt auf die erektive, kongestive Komponente der sexuellen Reaktion. Die Ejakulationsfähigkeit kann bei Impotenz erhalten sein. Es gibt zwei Arten von Ejakulationsstörungen: *vorzeitige Ejakulation* und *gehemmte Ejakulation.* Der Mann mit vorzeitiger Ejakulation ist unfähig, zureichende willentliche Kontrolle seines Orgasmusreflexes zu erreichen. Infolgedessen kommt er sehr rasch zum Höhepunkt. Im Gegensatz dazu leidet der Patient mit gehemmter Ejakulation unter einer unwillkürlichen übermäßigen Kontrolle. Es fällt ihm schwer, seinen Ejakulationsreflex zur Auslösung zu bringen, obwohl er zureichende Stimulierung erfährt.

Vaginismus ist ein allein bei der Frau vorkommendes Symptom, das keine Entsprechung beim Mann hat. Bei dieser Störung sind die den Scheideneingang schützenden Muskeln konditioniert worden, auf jeden Versuch des Eindringens spastisch zu reagieren. Dieser Zustand macht Geschlechtsverkehr unmöglich.

Die anderen beiden Funktionsstörungen bei der Frau sind analog der Impotenz auf der einen Seite und der verzögerten Ejakulation auf der anderen Seite. Die *sexuell unansprechbare* Frau ist wie der Mann mit Erektionsschwierigkeiten unfähig, auf sexuelle Stimulierung mit Lubrikation und genitaler Vasokongestion zu reagieren. Die an einer *orgastischen Funktionsstörung* leidende Frau hat wie der Mann mit gehemmter Ejakulation unterschiedlich große Schwierigkeiten, ihren Orgasmusreflex zur Auslösung zu bringen, ist aber im übrigen sexuell ansprechbar.

Ein psychosomatisches Konzept der sexuellen Funktionsstörungen

Die sexuellen Reaktionen sind zart strukturiert und können durch negative Affekte oder durch seelische Konflikte und Hemmungen sehr leicht blockiert werden.

Wenn ein Mann sich bedroht fühlt oder sich ärgert oder abgespannt ist, wenn er lieben will, beeinträchtigt das leicht seine Erektions- oder Ejakulationsreflexe. Um sexuell richtig funktionieren zu können, muß ein Mensch nicht nur frei von heftigen negativen Affekten, sondern auch frei sein von überschießender kognitiver Kontrolle. In anderen Worten: guter Sex erfordert eine ruhige emotionale Verfassung und *Aufgehen* in dem erotischen Erleben. Dies gilt auch für alle anderen biologischen Funktionen, die unter der Kontrolle des autonomen Nervensystems stehen. Verdauung, Atmung und kardiovaskuläre Funktionen sind gleichfalls visceral innerviert und ebenso störanfällig gegenüber emotionalen und kognitiven Faktoren. In anderen Worten: auch diese Funktionssysteme werden von psychosomatischen Störungen betroffen.

Früher nahm man an, daß nur tiefsitzende neurotische Konflikte die sexuellen Reaktionen beeinträchtigen können. Schwer pathogene und regressive Konflikte um unbewußte, wahnhafte und infantile Verletzungsängste im Zusammenhang mit sexueller Lust wurden für die einzigen Faktoren sexueller Funktionsstörungen gehalten. Es wurde angenommen, daß diese Konflikte ihren Ursprung in den ersten 5 Jahren der Kindheit der Patienten haben. Man hielt pathologische Interaktionen mit den Eltern und daraus resultierende krankhafte Ängste und Verunsicherungen und deren Abwehr für den Schlüssel zu den sexuellen Problemen. Es überrascht nicht, daß analytische Behandlung darauf abzielte, diese Dinge zu klären und in das Bewußtsein des Patienten zu heben in der Hoffnung, sie dadurch aufzulösen. Man glaubte, daß nur die Aufarbeitung tiefer unbewußter Konflikte imstande wäre, das Sexualsymptom zu heilen.

Masters und Johnson und die Behavioristen haben uns gelehrt, daß die Wurzeln psychopathologischer Symptome ihren Ursprung oft in viel einfacheren Gründen haben. Leistungsangst, oberflächliche Verunsicherungen, Spannungen infolge schlechter Partnerkommunikation, aus Fehlmeinungen in bezug auf die sexuellen Reaktionen resultierende Angst können ebenfalls einen großen Teil der in der klinischen Praxis gesehenen sexuellen Schwierigkeiten verursachen und tun das auch. Und das ist ganz logisch. Denn physiologisch betrachtet ist sexuell destruktive Angst die gleiche, ob sie nun verursacht ist durch Wiederauftauchen ödipaler Tabus und Kastrationsängste oder ob ein Mann in Panik gerät, weil er Angst hat, daß sich eine alkoholbedingte Erektionsschwäche wiederholen wird.

In Wirklichkeit bilden die ursächlichen Faktoren ein Kontinuum, das von oberflächlicher Erwartungs- und Versagensangst bis zu tiefgehender psychopathologischer Dynamik reicht, die bewirkt, daß die sexuelle Reaktion eine gefahrvolle symbolische Bedeutung auf einer unbewußten Ebene gewinnt. Dementsprechend kann auch effektive Intervention als auf einem Kontinuum liegend beschrieben werden: von Sexualerziehung und -beratung über Sexualtherapie bis zu ausgedehnter rekonstruktiver psychoanalytischer Behandlung.

Unsere sexuell repressive Gesellschaft hat bis vor kurzem Sexualität nicht als natürliche Funktion ansehen können. Deshalb ist genaue Information über die sexuelle Reaktion nicht leicht und weit verfügbar gewesen. Diese Mauer der Ignoranz plus emotional aufgeladene Einstellungen zu sexuellen Dingen ergeben einen fruchtbaren Boden für das Gedeihen von Unkenntnis, Mythen und Irrtümern. Mythen herrschen vor in bezug auf allzeit bereite männliche Sexualfunktion, vaginale Orgasmen, gleichzeitigem Höhepunkt, Masturbation, Phantasie, frigide Frauen usw. Viele Angst- und Schuldgefühle können aus einer Diskrepanz zwischen wirklichem Erleben und unrealistischen Erwartungen entstehen. Solche Irrtümer zusammen mit den sie begleitenden emotionalen Reaktionen können zu sexuellen Fehlanpassungen und Funktionsstörungen führen.

Außerdem können Angst- und Schuldgefühle einen Menschen dazu bringen, Sex zu vermeiden und/oder sein oder ihr sexuelles Verhalten einschränken. Das beraubt ihn der Möglichkeit, sexuelle Techniken und Einstellungen zu erkunden und zu lernen, die ihm und seinem Partner Lust bereiten.

Menschen, denen die Kenntnis sexueller Techniken fehlt und die in destruktiv sich auswirkenden Irrtümern befangen sind, kann man oft durch einfache Sexualerziehung und -beratung helfen. Diese Art der Behandlung besteht in der Korrektur von Falschinformationen und Schuldvorstellungen und in der Vermittlung von erfolgreichen Sexualtechniken.

Die Ursachen bei einer weiteren Gruppe funktionsgestörter Patienten liegen etwas tiefer. Die sexuellen Reaktionen dieser Gruppe werden beeinträchtigt durch Angst vor sexuellem *Versagen,* durch die Neigung, sich während des Sexualaktes *bewußt zu kontrollieren,* durch Angst vor *Ablehnung* durch den Partner, sollte es ihnen nicht gelingen, den Partner zu befriedigen und eine zureichende *Leistung* zu erbringen. Sie sind jedoch frei von tieferen Schuldgefühlen und Ängsten und

Feindseligkeiten dem Partner gegenüber. Diese Patientengruppe ist der Sexual-Kurztherapie besonders zugänglich, da diese auf die Schaffung eines sicheren, offenen und entspannten Milieus zielt. Der Behandlungsverlauf bei solchen Fällen ist meist unkompliziert. Deutungen sind hauptsächlich abstützender Art, zielen auf die Eröffnung von Kommunikationswegen zwischen den Partnern und sind nur selten tiefgehend analytisch. Die Ergebnisse der Sexualtherapie bei dieser Patientengruppe sind ausgezeichnet. Glücklicherweise stellt sie einen beträchtlichen Anteil der Patientenpopulation dar.

Die nächste Gruppe von Patienten ist schwieriger zu behandeln. Auch sie leiden an Angst vor Ablehnung und an Leistungsangst. Aber bei dieser Gruppe haben diese Ängste Bezug zu tiefergehenden Verunsicherungen. Das Sexualproblem ist verbunden mit tief verwurzelten Konflikten. Die Sexualtherapie muß es mit tief gestörten Beziehungen zwischen den Geschlechtern aufnehmen. Bei dieser Patientengruppe ist das Selbstwertgefühl zerbrechlicher, und die aus Sex und Lust entspringenden Schuldgefühle sind viel hartnäckiger.

Diese schwierigeren Patienten sind der Sexualtherapie noch zugänglich, aber nur, wenn der Sexualtherapeut darauf vorbereitet ist, es mit einer Störung auf einer tieferen dynamischen Ebene aufzunehmen. Der Therapeut muß etwas verstehen von der Psychodynamik unbewußter Konflikte und der Beziehung solcher Konflikte zum Sexualproblem. Er muß in der Arbeit auf der Ebene unbewußter Motivation geschult sein. Er muß aufgrund klinischen Urteilsvermögens entscheiden können: wann solche Konflikte zu *umgehen* sind, indem man dem Patienten Angstabwehrmechanismen vermittelt und damit die Verbindung zwischen tieferen Konflikten und Sexualfunktionen aufbricht; wann die *Aufarbeitung* solcher Konflikte durch aktive Deutung und Konfrontation versucht werden sollte; wann der *Schwerpunkt* der Behandlung von der erfahrungsorientierten symptom-zentrierten Sexualtherapie weg zu *Psycho*therapie hin *verlagert* werden sollte mit dem Ziel, unter Aufschiebung der eigentlichen Sexualtherapie die intrapsychische und partnerschaftliche Dynamik aufzuarbeiten.

Schließlich gibt es einige an sexuellen Funktionsstörungen leidende Patienten, die aktiver Kurzintervention nicht zugänglich sind. Zum Glück scheinen sie relativ selten zu sein. Die Sexualprobleme dieser Gruppe stehen in eingefleischter Verbindung zu tiefgreifend pathologischen partnerschaftlichen und individuellen Störungen. Ihre Depressionen sind so tief, ihr Wahn so ausgebreitet, ihre partnerschaftliche Feindseligkeit so bösartig und antisexuell und ihre Abwehr so starr und erfolgreich, daß sie zunächst ausgedehnter psychotherapeutischer Intervention bedürfen – entweder analytischer, auf die Veränderung grundlegender emotionaler Einstellungen zielender, oder partnertherapeutischer, auf die Bearbeitung tiefsitzender dyadischer (Partner-)Konflikte gerichteter, Art – bevor sie von Sexualtherapie profitieren können.

2. Kapitel: Die Erhebung des Sexualbefundes

Befunderhebung in der Medizin bedient sich zweier Werkzeuge, der Anamnese und der Untersuchung. In der Diagnostik der Sexualprobleme von Patienten stützen wir uns auf die Anamnese und Untersuchung. Jedoch bedient sich die Untersuchung im Rahmen der Sexualtherapie nicht in erster Linie der körperlichen Inspektion, Palpation und Auskultation. Natürlich muß in manchen Fällen, bei denen es indiziert ist, eine körperliche Untersuchung der Geschlechtsorgane vorgenommen werden, und die Diagnose kann in manchen Fällen auch von Laboruntersuchungen abhängen. Jedoch stützen wir uns in unserer Sexualuntersuchung im Gegensatz zu den Untersuchungen bei anderen Leiden insbesondere auf eine sensible und einfühlsame Erhebung des *sexuellen Erlebens* des Paares, wie es uns in der Sprechstunde berichtet wird. Auf diese Weise registrieren wir die Zeichen, Symptome und Voraussetzungen der sexuellen Funktionsstörung und gewinnen die zur Erhebung der Problemdeterminanten benötigten Daten. Vielleicht werden Sexualtherapeuten in Zukunft einmal ihre Patienten beim Liebesakt beobachten oder Videoaufzeichnungen ihrer sexuellen Aktivitäten betrachten. Bis dahin ist das, auf die Erhebung des sexuellen Erlebens des Paares in Tiefe und Detail zugeschnittene, Gespräch ein ausnehmend empfindliches und höchst wirksames diagnostisches Werkzeug.

Nach Feststellung von Name, Alter, Anschrift sowie Ehe- und Familienstatus erfrage ich die Art des Hauptsymptoms und die Ereignisse bei Beginn des Problems. Dann erfrage ich das sexuelle Erleben des Paares.

„Bitte berichten Sie mir genau was passiert, wenn Sie beide sich lieben." (Die Patienten sind oft verwirrt und weichen aus.) „Es tut mir leid, wenn Sie das überrascht und verwirrt, aber ich kann Ihnen wirklich nicht helfen, bevor ich nicht genau weiß, was vorgeht."

Ich gehe behutsam, aber entschieden vor. Meine eigene Haltung sexueller Offenheit überträgt sich und erleichtert die Untersuchung. Ich fördere und bekräftige Offenheit und gute Mitarbeit. Manchmal ist ein Partner kommunikationsfähiger als der andere. Ich halte das fest, um später darauf zurückzukommen, ermutige aber im Interesse der Untersuchung den kommunikativen Partner, den Anfang zu machen. Ich frage solange, bis ich, meiner Meinung nach, ein kristallklares und detailliertes Bild von den zwischen den Partnern sich ereignenden körperlichen Vollzügen habe. Ich versuche auch, die emotionalen Reaktionen der Partner zu verstehen, ihre Phantasien und deren Zusammenspiel.

Wenn Bereiche unklar sind, dränge und frage ich, bis sie klar sind.

„Ja, aber wann *fangen Sie Geschlechtsverkehr tatsächlich an? Wenn* Sie *einen bestimmten Grad von Erregung spüren? Wenn Sie glauben, daß* er *ungeduldig wird?"*

Der Prozeß ist sehr ähnlich dem wiederholten Auskultieren und Perkutieren, bis man ein klares Bild von der Anatomie und Pathologie im Inneren der Brust des hustenden Patienten hat.

Meist hat sich die sexuelle Ansprechbarkeit verändert. Ich erkunde dann dementsprechend das frühere sexuelle Erleben beider Partner.

„Wie war es, bevor Sie Geschlechtsverkehr aufnahmen? Als sie bloß so zärtlich zueinander waren? Bevor Sie einen Orgasmus hatten? War es mit anderen Frauen anders? Mit einer Prostituierten? Welcher Unterschied besteht zwischen Ihren Masturbationserlebnissen und dem Zusammensein mit Ihrem Mann? Berichten Sie mir, was Sie beim Masturbieren erleben."

Wenn ich ein klares Bild vom sexuellen Erleben des Paares habe, wie es jetzt ist und wie es sich entwickelt hat, kann ich anfangen, ihr Problem für mich geistig zu formulieren. Es ist dies eine vorläufige Formulierung, die aber meine Fragen in bestimmte Richtungen lenkt. Für klinische Zwecke (im Gegensatz zu Forschungszwecken) sollte die Anamnese am besten nicht durch einen Routinefragebogen ermittelt werden, sondern lieber problemorientiert sein.

Medizinische und psychiatrische Befunderhebung

Im Verlauf der Sexualbefunderhebung mache ich stets eine kurze psychiatrische Untersuchung ebenso wie eine medizinische und Arzneimittel-Anamnese. Dies ist ein wesentlicher Teil der gesamten Befunderhebung, weil medizinische und psychiatrische Probleme wie Diabetes oder Depression die Hauptdeterminanten einer sexuellen Funktionsstörung sein können.

Medizinischer Überblick

Man darf ein Sexualproblem nicht als psychogen ansehen, bevor eine mögliche körperliche Ätiologie nicht ausgeschlossen ist. Manche Funktionsstörungen sind selten mit organischen Faktoren verbunden. Zu ihnen gehören situative Orgasmusstörungen und primäre vorzeitige Ejakulation. Man muß aber schätzen, daß geringe Libido und Impotenz in 10 bis 25% der Fälle zumindest zum Teil durch medizinische und pharmakologische Faktoren verursacht sind.

Jede den Allgemeinzustand herabsetzende und/oder schmerzhafte *Erkrankung* hat ungünstige Auswirkungen auf die sexuelle Funktion. Außerdem beeinträchtigen endokrine Störungen, die mit der Bildung und Wirkung von Testosteron interferieren, die Libido bei beiden Geschlechtern und die Erektion beim Mann. Deshalb frage ich bei der Anamneseerhebung immer gezielt nach Zeichen und Symptomen von Leberkrankheiten, hypophysären und gonadalen Störungen und dergleichen. Jede die Blutversorgung und die pudendalen oder autonomen Nerven des Beckens beeinträchtigende Erkrankung schädigt die Sexualfunktion. Aus diesem Grund muß systematisch untersucht werden zum Ausschluß von Kreislaufstörungen, neurologischen Erkrankungen und chirurgischen Eingriffen, die – wie z.B. Prostatektomien und Sympathektomien – genitale Nerven und Gefäße beeinträchtigen. Diabetes ist sogar in seinen frühen Stadien die häufigste körperliche Ursache von Erektionsstörungen. Aus diesem Grund wird bei allen Fällen von Impotenz ein 2-Stunden-Glucose-Toleranztest durchgeführt. Außerdem lasse ich immer den Testosteronspiegel im Serum und manchmal auch den Östrogen- und Progesteronspiegel bestimmen, um abschätzen zu können, ob eine Androgenbehandlung im Rahmen der Sexualtherapie indiziert ist. Oft wird auch ein Schilddrüsenfunktionstest veranlaßt.

Drogen und *Medikamente* stellen sich häufig unvermutet als ursächlicher Faktor der sexuellen Funktionsstörung heraus. Vier Medikamentengruppen können die sexuellen Reaktionen beeinträchtigen: Antiandrogene, antiautonome Drogen (Anticholinergica und Antiadrenergica), Narcotica und exzessiver Gebrauch von Sedativa und Alkohol.

Diese Drogen wirken sich in einer Vielzahl von Mechanismen aus. Narcotica sind allgemeine Sedativa und scheinen außerdem einen spezifischen Effekt auf die Sexualregionen des Gehirns auszuüben. Alkohol hat eine allgemein depressorische Wirkung auf das Zentralnervensystem und beeinträchtigt wie die Sedativa im allgemeinen die Sexualität ebenso wie andere Funktionen. Bei chronischer Zuführung in großen Mengen verursacht er auch neurologische Schäden, die sexuell destruktiv sein können. Die weiblichen Hormone (Östrogene und Gestagene), Cyproteron und (das Antihypertensivum) Aldactone sind Antiandrogene, die eine chemische Teil-Kastration bewirken. Sie können bei beiden Geschlechtern die Libido herabsetzen und bei Männern Erektionsprobleme verursachen. α-Methyl-DOPA und andere hypotensive Stoffe beeinträchtigen die Funktion der adrenergen Nervenfasern, die die Ejakulation und eine Komponente der Erektion vermitteln. Sie verursachen Impotenz bei einem großen Prozentsatz der Patienten, die sie einnehmen. Die in der Behandlung des Bluthochdrucks verwendeten Stoffe führen besonders häufig zu sexuellen Funktionsstörungen.

Es ist deshalb klar, daß eine Erhebung des Sexualbefundes die Ermittlung aller vom Patienten eingenommenen Medikamente einschließen muß. Es ist unvernünftig, Sexualtherapie zu beginnen, wenn ein Patient unter einer, die Sexualreaktion beeinträchtigenden, Medikation steht. Oft kann die Medikation auf Stoffe umgestellt werden, die effektiv auf das medizinische Zielsymptom einwirken, ohne sexuell destruktive Nebenwirkungen zu produzieren.

Psychiatrische Untersuchung

Im Rahmen der Erstbefunderhebung werden *beide* Partner kurz psychiatrisch untersucht. Diese Untersuchung sollte drei Arten von Informationen erbringen: 1. Vorhandensein und Art etwaiger psychopathologischer Symptomatik bei beiden Partnern muß ermittelt werden, 2. die Qualität ihrer Beziehung muß festgestellt werden und 3. der Therapeut sollte aus der Erstbefunderhebung herausgehen mit einer brauchbaren Vorstellung von der genauen Rolle, die das Sexualsymptom in der intrapsychischen Dynamik der beiden Partner und in ihren Interaktionen spielt. Ein Verständnis dieser drei Faktoren ist die Voraussetzung für eine auf sicherer und rationaler Grundlage durchzuführende Intervention.

Psychopathologie

Viele Menschen, die Hilfe für ihre sexuellen Funktionsstörungen suchen, sind frei von signifikanter psychopathologischer Symptomatik. Und auch ihre Partner sind im Grunde emotional gesund. Bei emotional gesunden Paaren ist die sexualtherapeutische Prognose im allgemeinen ausgezeichnet, und der Therapeut kann einen ziemlich unkomplizierten und raschen Behandlungsverlauf erwarten.

Natürlich leiden aber auch neurotische und psychotische Menschen an sexuellen Funktionsstörungen, und die Partner von funktionsgestörten Menschen können ihrerseits emotional gestört sein. Psychopathologische Symptomatik bei beiden Partnern beeinflußt die Sexualfunktion und die Sexualtherapie stark: emotionale Probleme beeinflussen das Ergebnis, komplizieren die Behandlung und machen manchmal eine Sexualtherapie ganz unmöglich.

Sexualtherapie ist kontraindiziert, wenn *einer* der beiden Partner im aktiven Stadium einer Erkrankung aus dem Bereich der großen Psychiatrie ist. Es ist klar, daß floride schizophrene Reaktionen, blühender Wahn und ausgeprägte Depressionen bei einem der Partner eine Sexualtherapie ausschließen. Kritiklose Interventionen bei einem gerade eben kompensierten Menschen können sogar ernste Schäden zur Folge haben.

Sexualtherapie bei Menschen, die psychiatrisch krank, aber *gut kompensiert* sind, ist nicht kontraindiziert, wenn es der Therapeut sensibel und sorgsam vermeidet, mit entscheidenden Abwehrmechanismen gegen den offenen Ausbruch einer Symptomatik zu kollidieren. Bei solchen Fällen kann eine erfolgreiche Sexualtherapie die Sexualfunktion und die partnerschaftliche Beziehung verbessern.

Neurotiker und Menschen mit Persönlichkeitsstörungen weisen häufig Symptome einer sexuellen Funktionsstörung auf und machen einen großen Anteil der Patienten in sexualtherapeutischen Kliniken aus.

Obwohl die sexualtherapeutische Prognose bei Neurotikern mit neurotischen Partnern mit Vorsicht zu stellen ist, können solche Paare doch hinsichtlich einer Besserung der Sexualfunktion von der Sexualtherapie profitieren. Bei der Befunderhebung bei solchen Patienten ist es wichtig für den Therapeuten, zusätzlich zu der Ermittlung des spezifischen Sexualproblems sich ein Bild von der tieferen Struktur der unbewußten Dynamik bei beiden Partnern zu machen. Er benötigt ein klares Konzept der Persönlichkeitsstruktur seines Patienten und dessen unbewußten Konflikten und Abwehrmechanismen für gezielte sexualtherapeutische Interventionen. Insbesondere muß er wissen, wie man es vermeidet, neurotische Abwehr und Widerstände zu mobilisieren. Eine fachmännische Ermittlung, welche Konflikte seines Patienten durchgearbeitet werden müssen und welche umgangen werden können, ist sehr wichtig beim Umgang mit dem neurotischen Anteil seiner Patientenpopulation.

Die Beziehung zwischen Sexualsymptomen und neurotischen Konflikten

Erfolgreiche Sexualtherapie erfordert ein genaues Verständnis der Beziehung zwischen den unbewußten neurotischen Konflikten des Patienten und seinem Sexualsymptom. Früher wurde angenommen, daß alle Sexualsymptome unmittelbares Ergebnis tiefsitzender Konflikte seien und daß diese Konflikte aufgearbeitet sein müßten, bevor sich die Sexualfunktion bessern könne. Unsere Erfahrung mit der Sexualtherapie hat gezeigt, daß dieses Konzept für praktische Zwecke unzutreffend ist. Die Beziehung zwischen Sexualsymptomen und neurotischen Konflikten ist höchst variabel und komplex. Obwohl es natürlich wahr ist, daß manche sexuelle Funktionsstörung unmittelbarer Ausdruck neurotischer Konflikte ist, gilt dies sicher nicht universell. Sexuelle Funktionsstörungen resultieren oft aus mehr oberflächlichen Quellen von Angst – wie z.B. Erwartung eines Leistungsversagens. Das kann bei Menschen der Fall sein, die auch an tiefer sitzenden Problemen leiden. Es gibt jedoch keine unmittelbare Verbindung zwischen dem manifesten Sexualsymptom, das durch einfache Leistungsangst verursacht sein kann, und den tieferen neurotischen Problemen des Patienten. In solchen Fällen ist die sexualtherapeutische Prognose ausgezeichnet. Sexualfunktion und -symptome können jedoch bei neurotischen Individuen symbolische Bedeutung bekommen oder als psychologische Abwehr benutzt werden. Wenn dies der Fall ist, muß der Therapeut einen schwierigen und stürmischen Behandlungsverlauf erwarten. Wenn z.B. die vorzeitige Ejakulation eines Mannes unbewußt seine Rebellion gegen seine „Weib-Mutter" zum Ausdruck bringt, wenn die sexuelle Unansprechbarkeit einer Frau ihrem Mann gegenüber ein Symbol ist für ihr Verlangen nach einem „Übervater", dessen Liebe ihr Selbstwertgefühl wiederherstellen soll, usw. – in solchen Fällen kann die aktive sexualtherapeutische Kurzintervention auf hartnäckige Hindernisse und Widerstände stoßen. Zum Glück dienen Sexualsymptome nicht immer als psychologische Abwehr. Jedoch sind sogar solche Fälle nicht hoffnungslos, weil es therapeutische Techniken gibt, durch die solche Verbindungen zwischen unbewußten Konflikten und Sexualsymptomen manchmal umgangen werden können. In solchen Fällen beschränkt sich der Nutzen der Sexualtherapie auf die Verbesserung der Sexualfunktion, und der Patient behält seine Basisneurose. Schließlich eröffnet die Konfrontation mit tiefen Sexualkonflikten im sexualtherapeutischen Prozeß häufig Wege zur rekonstruktiven psychotherapeutischen Aufarbeitung der Grundprobleme des Patienten.

Die Paarbeziehung

Die Qualität der Paarbeziehung ist bei dem wegen sexueller Probleme Hilfe suchenden Paar ein wichtiger prognostischer Faktor für den Erfolg der Sexualtherapie. Der Therapeut muß verstehen, was das Paar sowohl auf oberflächlicher wie auf tieferer Ebene verbindet. Eine echte Liebesbeziehung verbessert auch bei Vorhandensein oberflächlicher Differenzen die sexualtherapeutische Prognose ungemein, gleich welches das spezifische klinische Problem ist. Paare, die in tiefer Liebe verbunden sind, wollen echt funktionieren, einander auf bewußter wie auf unbewußter Ebene voll erleben. Für solche sich liebenden Paare bedeutet die Verbesserung der Sexualität keine Bedrohung und schafft keine Konflikte. Das Gegenteil trifft zu für eine im wesentlichen feindselige Beziehung, auch wenn auf der Oberfläche die Interaktionen ruhig und locker erscheinen. In solchen Fällen wird der zum Ausdruck gebrachte Wunsch nach guter Sexualfunktion blockiert durch das unbewußte Bedürfnis, zu verletzen und den Partner auf Distanz zu halten. Solche unbewußten Ängste und Vorbehalte mobilisieren schwere Widerstände und Hindernisse gegenüber der Therapie. Wie *kann* eine Frau einen Mann liebevoll und zärtlich streicheln und liebkosen, auf den sie eine tiefe Wut hat? Wie kann ein Mann geduldig und zärtlich mit einer Frau sein und sich erlauben, sich von ihr erregen zu lassen, wenn er Angst vor Intimität hat und davor, sich ihr hinzugeben. Der Tiefgang solcher negativen Gefühle und Interaktionen muß in der Therapie festgestellt und gehandhabt werden. Manchmal sind sie unüberwindbar und schließen Sexualtherapie aus, die nach alledem die unambivalente Kooperation beider Partner erfordert. In anderen Fällen, wo negative Gefühle auf bearbeitbaren Ängsten und Ressentiments beruhen, kann der Therapeut erfolgreich mit negativen

Interaktionen umgehen. In der Tat bietet Sexualtherapie eine glänzende Möglichkeit, einem Paar bei der Bearbeitung partnerschaftlicher Schwierigkeiten zu helfen, wenn es dazu motiviert ist.

Abgesehen von der Qualität der Paarbeziehung kann eine sexuelle Funktionsstörung eine wichtige Rolle in ihrem Partnersystem spielen. Impotenz kann ein Mittel sein, Kontrolle über die Frau auszuüben, und für sie kann sie Sicherheit in der Beziehung bedeuten. Wenn die sexuelle Funktionsstörung sekundären Krankheitsgewinn bezüglich der Stabilisierung des Partnersystems erbringt, kann man von seiten eines Partners oder beider Partner heftige emotionale Reaktionen und Behinderungen der Behandlung erwarten.

Die psychosexuelle Verhaltensanalyse

Die Sexualbefragung soll dem Therapeuten ein detailliertes Bild von der oberflächlichen wie der tieferen Struktur der Sexualität des Paares vermitteln. Was „macht sie an"? Was läßt sie erkalten? Welches sind die Phantasien und die unbewußten Hoffnungen und Ängste der beiden?

Beide Partner werden in großem Detail über ihre sexuelle Entwicklung befragt.

Hat sich seine Sexualität normal entwickelt? Wann und wie hat er zum ersten Mal sexuelle Gefühle erlebt? Wurde die Kindheits-Sexualität unterdrückt? Wurde sie mit negativen Folgen assoziiert? In welchem Alter wurde Masturbation begonnen? Welches waren die früheren Phantasien dabei? Was für Gefühle hat er im Zusammenhang damit? Irgendwelche konkreten Sexualerlebnisse? Wie war die Einstellung der Familie zur Masturbation? Zu Sex? Wie war die erste Sexualerfahrung? War sie erregend? Schulderzeugend? Hat sie sie abgewehrt oder sie zugelassen? Wie hat er funktioniert? Welche erotischen Situationen haben ihn in der Vergangenheit erregt? Wann und unter welchen Umständen hat er versagt? Oder gut funktioniert? Wie erlebt er *den Orgasmus? Wie* sie? *Was hält sie von klitoraler Stimulierung? Welche vaginalen Empfindungen hat sie beim Koitus? Was hält sie von oralem Sex? Vom Erhalten der Stimulierung? Vom Geben von Stimulierung? Vom Samen in ihrem Mund? Von ihren Genitalgerüchen? Was erregt sie am meisten? Was für Ängste hat sie? Was hält sie von ihrem Körper? Ihren Brüsten? Was glaubt sie, daß er von ihrem Körper hält? Glaubt sie, zu lange Zeit zum Höhepunkt zu brauchen? Kann er sich lange genug zurückhalten? Bekommt er eine Erektion beim Berühren ihres Körpers? Braucht er direkte Stimulierung seines Penis? Was macht es ihr aus, wenn er keine Erektion bekommt? Was macht es ihm aus, wenn sie nicht zum Höhepunkt kommt?*

Hauptzweck dieser Untersuchung ist die Erarbeitung eines Konzepts für die therapeutische Aktion. Sexualtherapeutische Strategie ist die Modifizierung der sexuellen Transaktionen des Paares, so daß Angst- und Schuldgefühle ausgeschaltet und Erregung und Befriedigung möglichst groß werden. Dies sind höchst variable und individuelle Dinge. Nur wenn der Therapeut eine klare Vorstellung von den spezifischen Quellen von Streß hat, der die freie Entfaltung der Sexualität des Paares behindert hat, ist er zu einer rationalen und individuell angepaßten Intervention in der Lage.

Die erste, wie geschickt auch immer durchgeführte, Sexualuntersuchung bringt nur eine erste Annäherung, eine Arbeitshypothese über die Struktur und Dynamik des Sexualproblems des Paares. Die Reaktionen des Paares auf die vorgeschlagenen Sexualübungen beleuchten verborgene Züge der Sexualität des Paares, die sich selten ganz in der Erstuntersuchung zu erkennen geben. Ich sehe eine Erstuntersuchung als erfolgreich an, wenn ich mich beim Entwerfen und Vorschlagen der ersten strukturierten Interaktion sicher fühle. Wenn die Dinge durch verbale Erkundung nicht hinreichend geklärt sind, erprobe ich oft eine Verhaltensanweisung. Wie reagieren sie auf die Verordnung von Sensualitätsübungen? Mit Angst, Lust oder erotischen Gefühlen? Man kann viel erfahren aus solchen Reaktionen und auch aus den Assoziationen des Paares zu den strukturierten Interaktionen. Die tieferen und subtileren Dinge eines Falles lösen sich für mich meist erst dann, wenn ich Gelegenheit hatte, die Erfahrungen des Paares mit bestimmten empfohlenen Übungen zu registrieren.

II. DIE SEXUALÜBUNGEN

A. Eine sexuelle Technik zur Verwendung bei vielen Sexualstörungen

3. Kapitel: Sensualitätstraining I.

Der Ausdruck Sensualitätstraining ist eine ziemlich schwerfällige Bezeichnung für eine einfache und schöne Tätigkeit. Er meint, daß das Paar für einige Tage oder Wochen auf Geschlechtsverkehr und Orgasmus verzichtet und während dieser Zeit gegenseitig Körper und Genitalien liebkost. Viele Experten sind der Meinung, daß diese Übungen mit zu den bedeutendsten klinischen Neuerungen von Masters und Johnson gehören.

Anwendung des Sensualitätstrainings

In ihrem Buch „Impotenz und Anorgasmie" betonen Masters und Johnson, daß alle von ihnen behandelten Paare, gleich welcher Art ihr Symptom und welcher Psychodynamik ihr Problem ist, den Erfahrungsteil ihrer Behandlung mit den Sensualitätsübungen beginnen. Zu diesen werden sie gewöhnlich am dritten Tag des therapeutischen Prozesses angeleitet, nachdem die Art des sexuellen Problems von den Kotherapeuten am „runden Tisch" mit dem Paar besprochen worden ist. Ich war auch beeindruckt von dem tiefgreifenden therapeutischen Einfluß, den das Sensualitätstraining auf viele Menschen hat, und ich verwende es in der Sexualtherapie in breitem Umfang. Ich tue das jedoch auf eine Weise, die flexibler auf den individuellen Fall zugeschnitten ist. Ich empfehle Sensualitätstraining nur, wenn es durch die Art der Funktionsstörung und durch die Erfordernisse der Dynamik des besonderen Falles spezifisch indiziert ist. So empfehle ich z.B. Sensualitätstraining routinemäßig gar nicht bei Paaren, deren Hauptsymptom Vaginismus oder vorzeitiger Samenerguß ist oder bei völlig anorgastischen Frauen.

Für diese Funktionsstörungen verwende ich die spezifisch indizierten, später zu beschreibenden therapeutischen Aufgaben: Dehnung bzw. Seman-Verfahren bzw. Selbststimulierung. Ich empfehle natürlich bei solchen Fällen auch Sensualitätstraining, aber nur, wenn es wirklich nötig ist. Die Zeitwahl der Anleitung dazu geschieht auch flexibel und wird diktiert von dynamischen Überlegungen. So kann es sein, daß ich Sensualitätstraining nicht als Anfangsübung verwende, sondern erst im weiteren Verlauf. So z.B. empfehle ich einem Paar Sensualitätstraining, nachdem der Mann bereits mittels der Seman-Übungen seine Ejakulationen gut kontrollieren kann oder wenn das Paar weiterhin Berührungskontakt vermeidet oder wenn beide zu sehr orgasmusorientiert sind oder wenn sie mit ihrer Angst vor Intimität konfrontiert werden müssen usw. Für andere Funktionsstörungen wird Sensualitätstraining häufiger verwendet.

Ich empfehle Sensualitätstraining gewöhnlich in den Anfangsphasen der Behandlung von Erektionsstörungen, sexueller Unansprechbarkeit von Frauen und relativen Orgasmus-Hemmungen. Aber ich tue dies nicht routinemäßig, weil oft andere Lernerfahrungen angebrachter scheinen. Bei der Behandlung von impotenten Patienten mit bestimmten Abwehrreaktionen z.B. kann es sein, daß auf zarte, langsame Stimulierung verzichtet werden muß, da dies bei manchen Männern exzessive Angst verursacht. Ich verwende dann andere Formen der Stimulierung, wie z.B. Filme oder Literatur, als Mittel zur Erregungssteigerung.

Wirkungsweise

Der Wirkungsmechanismus des Sensualitätstrainings ist nicht völlig klar. Wahrscheinlich sind verschiedene Faktoren für die tiefgreifenden Wirkungen verantwortlich, die diese einfachen Zärtlichkeitsübungen häufig auslösen. Diese Wirkungen können auf verschiedenen Begriffsebenen verstanden werden.

Die Anweisung zum Üben von Sensualität bewirkt oft (obwohl keineswegs immer) eine Reduktion der Spannung bei den sexuellen Interaktionen. Beide Partner werden vom Leistungsanspruch befreit, daß er/sie selbst oder beim anderen eine adäquate Reaktion produzieren müsse. Er *braucht* keine Erektion zu haben, es ist *nicht ihre Pflicht,* ihm zu einer Erektion zu verhelfen. Keiner von beiden *darf* einen Orgasmus erreichen und wird erst recht nicht dazu gedrängt. Versagen ist unter diesen Umständen praktisch unmöglich. Darüber hinaus hat eine medizinische Autoritätsperson Lustempfinden erlaubt, ja sogar *verordnet.* Unter lerntheoretischem Aspekt schafft das ideale Bedingungen für die *Löschung* von Sexualangst. Unter solchen spannungsfreien Bedingungen können alte Ängste beseitigt werden. Erwartungsangst in bezug auf Versagen und Verletzung kann allmählich reduziert werden. Unter diesen Umständen verstärken die entstehenden angenehmlustvollen Reaktionen ein angemesseneres Sexualverhalten.

Abgesehen von ihrer Lehrfunktion sind die Sensualitätsübungen auch in sich genußvoll und geben dem Paar die Gelegenheit zu gegenseitigem Geben und Empfangen von Freude und Lust. Zartes Streicheln und Liebkosen löst in den meisten Menschen sehr angenehme emotionale Reaktionen aus, vorausgesetzt, daß das Sensualitätserleben nicht konfliktbelastet ist. Das gilt für Menschen wie auch für Tiere. Einen Hund zu streicheln wirkt stark belohnend und kann als Verstärkung dienen. Und das Streicheln von jungen Laboratoriumstieren ist eine gut bekannte Technik zur Erzeugung von zahmen und kooperativen Versuchstieren. Klinische Erfahrung zeigt, daß wechselseitige, zarte taktile Stimulierung die Gefühlsverbundenheit zwischen Menschen fördern kann. Auf tierischer Ebene fand Harlow, daß Berührungskontakt eine wichtige Komponente der Gefühlsbindung in der Entwicklung von jungen Affen ist. Man reagiert mit Zuneigung einem Menschen gegenüber, der einen zärtlich liebkost. Zarter Berührungskontakt scheint Intimität und gegenseitige Hingabe zu erhöhen. Schlüssige Experimentaluntersuchungen sind natürlich nötig, um diese klinischen Eindrücke zu fundieren.

Deshalb ist das Sensualitätstraining eine Lernerfahrung, bei der positive Reaktionen verstärkt werden und Sexualangst abgebaut wird, weil Versagensangst ausgeschaltet wird. Ein zusätzliches Merkmal neben dem Eigenwert dieser Erfahrung hat zu tun mit der Psychodynamik der psychosexuellen Probleme des Paares. Beim gegenseitigen zärtlichen Liebkosen mag das Paar mit einem Erlebnis konfrontiert sein, das es bisher vermieden hat, weil körperliche Nähe bei einem der Partner oder bei beiden Angst auslöst. Mit dem Aufkommen solcher Angst und der von ihr ausgelösten Abwehrmechanismen werden beide psychotherapeutischen Erkundungen zugänglich, und das ist sehr wichtig für die Therapie von allen außer den ganz einfach gelagerten Fällen sexueller Funktionsstörungen.

Die Klärung solcher negativer emotionaler Reaktionen ist eine Klippe der Intervention bei der Therapie der meisten sexuellen Funktionsstörungen. Dies wird ausführlicher in einem späteren Abschnitt dieses Kapitels besprochen werden, der sich mit einigen typischen Patientenreaktionen auf Sensualitätstraining befaßt.

Verhaltensanleitungen

Wenn ein Therapeut offen und im wesentlichen konfliktfrei in bezug auf Sex und Lustempfinden ist, dann wird er auch die Sensualitätsanweisungen richtig vermitteln können. Umgekehrt werden Patienten bestimmt negativ auf die Unsicherheit eines Therapeuten oder dessen eigene Angst reagieren.

Ich gebe die Anweisungen gewöhnlich auf die folgende Art. Sie variiert natürlich mit dem jeweiligen Paar, ihrem Angstniveau, der Art etwaiger psychopathologischer Symptomatik und dem sozioökonomischen und kulturellen Hintergrund. Meine Methode sollte nicht imitiert werden und dadurch unnatürlich wirken. Jeder Therapeut sollte seinen eigenen individuellen Kommunikationsstil entwickeln.

„Als erstes sollen Sie für eine gewisse Zeit keinen Geschlechtsverkehr und keinen Orgasmus haben. Wie ist Ihnen dabei zumute?" (Der Therapeut sollte dann auf alle geäußerten Gefühle eingehen.) „Sie werden aber Körperkontakt einer sehr besonderen Art haben. Heute abend nach dem Essen, wenn alle Pflichten erledigt sind, sollen Sie sich duschen oder baden und dann ohne alle Bekleidung ins Bett gehen. Dann sollen Sie zärtlich zueinander sein. Erst sollen Sie Ihre Partnerin streicheln." (Die Entscheidung, wer den anderen als erster streichelt, ist manchmal von geringer Bedeutung und ein anderes Mal entscheidend, abhängig von der Dynamik des Problems: z.B. wenn ein Partner gehemmt ist, den anderen um Streicheln zu bitten. Wenn die Frau eine solche Angst vor Zurückweisung hat, so unsicher ist, so viele Schuldgefühle hat, daß es ihr viel wichtiger ist, Lust zu geben als sich selbst ihren Anteil an Lust zu nehmen, dann fordere ich – nachdem ich das zum Ausdruck gebracht habe – sie auf, als erste den Partner zu streicheln. Auf diese Weise ist sie leichter in der Lage, sich zu entspannen und sich dem Lustempfinden hinzugeben, weil sie schon „bezahlt" hat. Wenn auf der anderen Seite ein Partner paranoid ist und wenn er sich kontrolliert und herabgesetzt fühlt, daß er seine Frau „bedienen" muß, daß seine wunderbare Erektion nicht ausreicht, sie zu stimulieren, dann schlage ich vor – wieder nachdem ich vorsichtig seine Haltung kommentiert habe –, daß er zuerst der Empfangende sein soll. Nachdem er gestreichelt worden ist, kann es ihm leichter fallen, seine Frau zu streicheln, ohne sich dabei zu ärgern.)

„Sie (der Mann) legen sich auf den Bauch. Dann sollen Sie (die Frau) ihn so zart und zärtlich wie Sie können streicheln und liebkosen. Fangen Sie mit seinem Hinterkopf an, seinen Ohren, seinem Hals. Gehen Sie langsam an seinem Rücken und an seinen Seiten herunter. Sein Gesäß hinunter, die Innenseiten seiner Schenkel Zart seine Beine und seine Füße. Sie (der Empfangende) müssen versuchen, sich auf Ihre Gefühle zu konzentrieren. Das ist sehr wichtig. Machen Sie sich keine Sorgen, daß sie ermüdet oder sich langweilt. Versuchen Sie, bei Ihrem Gefühl zu bleiben. Und geben Sie ihr Rückmeldung. Wenn sich etwas nicht so gut anfühlt, wenn sie es zu schnell oder zu oberflächlich macht, sagen Sie es ihr. Wenn sich etwas besonders gut anfühlt, sagen Sie es oder zeigen Sie es ihr. Wenn Sie beide vom Rücken genug haben, drehen Sie sich herum. Nun machen Sie es von vorn genau so. Beginnen Sie mit Kopf und Gesicht und Hals. Langsam und zart und so sensibel wie möglich streicheln Sie seine Brust, den Bauch, die Seiten, aber diesmal nicht den Penis. Dann die Schenkel, die Beine und die Füße. Machen Sie es, bis er und Sie genug davon haben. Dann sind Sie dran. Nun machen Sie (der Mann) es bei ihr genau so. Lassen Sie die Brustwarzen und die Klitoris und die

Scheidenöffnung aus. Konzentrieren Sie sich einfach auf den übrigen Körper. Irgendwelche Fragen von einem von Ihnen?"

Reaktionen auf das Sensualitätstraining

Es ist sehr wichtig, die Reaktion beider Partner auf die Sensualitätsübungen ins Einzelne und in die Tiefe gehend zu bewerten. Die nächste therapeutische Sitzung beginnt gewöhnlich mit einer Erkundung der gehabten Erlebnisse. Die Paare antworten oft nur kurz: „Es war großartig", „Es hat nicht funktioniert" usw. Das ist unzureichend. Damit die Therapie Fortschritte machen kann, müssen die tatsächlichen Erlebnisse von beiden detailliert und gründlich klärend besprochen werden. Außerdem liegt ein therapeutischer Wert in der offenen Besprechung solcher Empfindungen, da sie eine echte Kommunikation zwischen den Partnern anbahnen hilft.

Alle Verhaltensanweisungen lösen emotionale Reaktionen aus, deren sich die Partner in unterschiedlichem Grade bewußt sein können. Umgekehrt bewirken diese Emotionen bestimmte Verhaltensmuster.

Eine offene, erkundende Erörterung der Erlebnisse ist hilfreich, dem Therapeuten wie auch den beiden Partnern die affektiven sowie die verhaltensmäßigen Aspekte des Erlebens klar zu machen. Um nicht nur eine detaillierte Beschreibung ihrer verhaltensmäßigen und emotionalen Reaktionen zu erhalten, sondern darüber hinaus die unbewußten Bedeutungen des Erlebten abschätzen zu können, frage ich auch nach etwaigen Träumen oder Phantasien. Letztere sind ein ausgezeichnetes Mittel, um Einsicht in die unbewußten Bedeutungen dieser Erlebnisse zu gewinnen. Es ist eine Ermessensfrage, wie dieses Material klinisch verwendet wird. In manchen Fällen mache ich tiefgehende Interpretationen; ein anderes Mal sind lediglich Einsichten in mehr an der Oberfläche liegendes zusätzliches Material indiziert. Im allgemeinen läßt man sich in seinen klinischen Transaktionen leiten vom Bedürfnis, die Mobilisierung von tiefliegenden Ängsten und Widerständen bei beiden Partnern zu vermeiden.

Positive Reaktionen

Viele Paare reagieren sehr positiv auf die Sensualitätsübungen. Das Erleben ist zutiefst lustvoll. Manche Menschen genießen es mehr, zu empfangen als zu geben und umgekehrt. Oft wird die Paarbeziehung enger und die Partner sind zärtlicher und liebevoller zueinander. Oft kommen Paare, die positiv reagiert hatten, Händchen haltend zum nächsten Therapiegespräch. Oft sind die Partner erleichtert durch die Erfahrung, daß sie dem anderen Lustempfindungen mit ihren Händen und Lippen vermitteln können, daß sie keine Erektionen „produzieren" müssen, daß ihre Scheide nicht feucht werden muß und daß sie keinen Geschlechtsverkehr haben müssen, um ihrem Partner zu gefallen. Im allgemeinen sind die Erlebnisse mehr sinnlicher als sexueller Art. Gelegentlich jedoch kann der eine oder können beide intensive sexuelle Gefühle erleben, und das Paar kann „ungehorsam" sein und zu Orgasmus und/oder Geschlechtsverkehr „entgegen der Anweisung" gelangen. Solches Verhalten ist manchmal ein aus Angst entspringender Widerstand, aber manchmal auch gesunder Ausdruck einer sich anbahnenden sexuelle Befreiung.

Wieder kann nur eine detaillierte, präzise, behutsame, aber nachdrückliche Klärung der körperlichen und emotionalen Reaktionen des Paares dem Therapeuten bei der Bewertung des Patientenverhaltens helfen.

Negative Reaktionen

Wenn die Reaktionen deutlich positiv sind, geht die Therapie weiter mit den folgenden Verhaltensanweisungen, die in dem jeweiligen individuellen Fall indiziert sind. Oft jedoch, insbesondere bei Vorliegen wesentlicher psychopathologischer oder partnerschaftlicher Störungen, reagieren Patienten negativ auf das Sensualitätstraining. Ungünstige emotionale Reaktionen variieren im Ausmaß von leichten und kurzfristigen zu sehr intensiven und potentiell desorganisierenden Erlebnissen. Alle diese negativen Reaktionen müssen entweder aufgearbeitet oder sonstwie überwunden werden, bevor die Behandlung fortschreiten kann.

Ein gewisses Maß an Angst und Unbehagen wird oft ausgelöst, wenn man sich auf intimes Berühren und Berührtwerden einläßt. Dies ist besonders der Fall, wenn ein solcher Kontakt bisher jahrelang vermieden worden ist und Sex in erster Linie orgasmus- und leistungsorientiert gewesen ist.

Negative emotionale Reaktionen können als solche erlebt werden oder sie können durch Vermeidung, Rationalisierung oder zwanghaftes Verhalten zum Ausdruck gebracht werden:

Wir hatten keine Zeit, es mehr als einmal zu machen.
Es ist zu mechanisch.
Wir haben es gemacht, aber wir fanden es langweilig, kitzlich, blöd usw.
Ich habe das gern bei ihm gemacht, aber Angst gespürt, als er mich gestreichelt hat.
Ich dachte, daß ihr der Arm müde würde. Ich konnte mich nicht entspannen. Ich dachte, daß sie das langweilen würde.
Als er eine Erektion bekam, dachte ich, er würde frustriert sein, wenn ich ihn nicht zum Orgasmus brächte.
Ich konnte mich einfach nicht darauf konzentrieren. Ich mußte an die Kinder denken und ans Essen.
Ich fühlte mich schrecklich. Ich bin so fett. Ich dachte, er würde mich abstoßend finden. Ich konnte ihn einfach nicht mich berühren lassen.
Ich mußte daran denken, ob mir das zu einer Erektion verhelfen würde.
Er ist so verflucht ungeschickt. Er hat mich gekitzelt, und das mag ich nicht. Er ist einfach ein lausiger Liebhaber.
Muß ich das alles mitmachen? Andere Frauen haben einfach Orgasmen ohne all diesen Kram.

Ursachen negativer Reaktionen

Die Ursachen von Angst und Ärger, die durch gegenseitiges Streicheln ausgelöst werden können, sind zahlreich.

Wenn ein Mann während seiner prägenden Jahre tief verletzt worden ist, kann er sich vor neuen Verletzungen durch distanzierende Abwehrreaktionen schützen. Er distanziert sich und *vermeidet* dadurch *Intimität.* Ein derartiger Patient kann elementare Angst und Wut erleben, wenn seine Abwehrmechanismen durch das

Sensualitätserlebnis bedroht werden, das zwangsläufig Engagement, Intimität und Liebe entstehen läßt.

Schuldgefühle in bezug auf Lust im allgemeinen und Sex im besonderen sind in unserer Gesellschaft weit verbreitet. Wenn manche Menschen gestreichelt und liebkost werden, dann erzeugen die entstehenden Lustempfindungen Schuldgefühle. Es ist dann erforderlich, daß Abwehrmechanismen in bezug auf solche Schuldgefühle in den therapeutischen Gesprächen durchgearbeitet werden, bevor diese Menschen frei sind, Sex zu genießen.

Feindseligkeit gegenüber dem Partner kann der Bereitschaft im Wege stehen, ihm mit Streicheln wohl zu tun. Wenn ein Mensch eine zutiefst ambivalente Beziehung zu seinem Partner hat, wenn er oder sie sich ausgenutzt oder eingeengt fühlt, kann ein elementarer Widerstand dagegen vorhanden sein, dem Partner Lust zu bereiten, wodurch das *Geben* eingeschränkt, entstellt oder verhindert wird. Andere feindselige und ambivalente Menschen erlauben sich nicht, sich vom Partner erregen zu lassen. Für solche Menschen kommt Erregung der Hingabe gleich, gegen die sie sich grundsätzlich sträuben.

Furcht vor Zurückweisung wird oft durch Sensualitätstraining ausgelöst. Manche Menschen denken, wenn sie nicht geben, dann werden sie zurückgewiesen. Sie können nichts für sich fordern. Solche Menschen haben oft Zwangsgedanken: sie seien unattraktiv, der Partner tue das nicht gern für sie. Einkaufslisten, Steuererklärungen und dergleichen gehen ihnen im Kopf herum, während sie gestreichelt werden. Die therapeutische Handhabung einer solchen zwanghaften Abwehr beinhaltet Konfrontation mit der erlebten Angst sowie Interpretationen ihrer unbewußten Bedeutung. Spezifische Verhaltensanweisungen können ebenfalls hilfreich sein. Man kann z.B. dem Paar die Anweisung geben, daß der ängstliche Partner um das, was er haben will, bittet, und daß der andere Partner nur das zu tun hat, worum gebeten wird. Das Paar wird auch angehalten, miteinander über ihre Gefühle und Empfindungen in bezug auf diese Interaktionen zu sprechen. So kann eine Frau lernen, daß sie nicht zurückgewiesen wird, wenn sie es „wagt", ihn um etwas zu bitten. Sie lernt, Verantwortung für ihre eigene Befriedigung zu übernehmen. Wieder werden Angst und Abwehr, die durch das Bitten um etwas ausgelöst werden, in den Therapiestunden behandelt.

Obwohl diese Übung spezifisch strukturiert ist, um Versagen auszuschalten, kann dennoch *Versagensangst* durch Sensualitätstraining ausgelöst werden. Ein unsicherer Partner kann Angst haben, ungeschickt und unsensibel zu sein, und keine Hoffnung haben, dem anderen je wohltun zu können. Bestätigung und korrektive Erfahrungen können im allgemeinen dieses, der sexuellen Hingabe im Wege stehende Hindernis verkleinern.

Schließlich wird gelegentlich durch das Sensualitätstraining tiefsitzende neurotische Angst und Abwehr gegenüber Sexualität ausgelöst. Diese beinhalten für den Mann unbewußte Verletzungsängste in Verbindung mit Berührung und Genuß des Körpers der Frau. Solche Kastrationsängste haben eine lange, in die Kindheit des Patienten zurückreichende Geschichte. Angst vor Homosexualität und vor sadistischen und masochistischen Impulsen wird ebenfalls gelegentlich ausgelöst durch das im Prozeß des Sensualitätstrainings praktizierte Berühren und Liebkosen.

Therapeutische Handhabung

Eine negative Reaktion auf das Sensualitätstraining bei einem der beiden Partner ist ein Hindernis für die weitere Therapie, das beseitigt oder umgangen werden muß.

Wenn die negative Reaktion relativ gering ausgeprägt ist, kann einfache *Wiederholung* der Übung zusammen mit einer deutenden, aber im wesentlichen bestätigenden und abstützenden Erörterung genügen, um eine positive emotionale Reaktion zu bewirken.

„Glauben Sie nicht, daß Sie Angst gehabt haben, als Sie an Ihr Herz denken mußten? Es ist ganz natürlich, daß man sich zunächst etwas unbehaglich fühlt, sich so gelöst zu geben. Sie haben sich bisher nie erlaubt, solche körperliche Intimität zu erleben."

Tiefere Ängste – wie vor Verletzung und Bedrohung durch Intimität – erfordern oft eine deutende Form psychotherapeutischer Intervention, weil ein bestimmtes Maß von Konfliktauflösung nötig ist, um die sexuelle Reaktion sich ungehindert entfalten zu lassen. Widerstand gegenüber den Streichelerlebnissen hat oft seine Wurzeln in einer neurotischen Angst vor sexuellem Funktionieren. Wenn das der Fall ist, müssen die Widerstände im Interesse eines Therapieerfolges bearbeitet werden. Mitunter jedoch, wenn der *Prozeß* des Sensualitätstrainings und nicht sein *Ergebnis* (d.h. die Besserung des Sexualsymptoms) die Angst auslöst, kann man diesen Prozeß-Aspekt *umgehen* und mit anderen Aspekten der Behandlung fortfahren. Wenn ein Patient Angst in bezug auf Berührung und Intimität hat, aber keine ernsteren Konflikte in bezug auf Sexualität als solche, kann sich der Therapeut entscheiden, auf Sensualitätstraining zu verzichten und mit einer mehr genital orientierten Übung fortzufahren, und doch ein gutes Erlebnis nach Maßgabe sexueller Funktionsfähigkeit erzielen.

4. Kapitel: Sensualitätstraining II.

Im allgemeinen folgt Sensualitätstraining II auf I, aber bei manchen Fällen kann die Therapie auch damit beginnen. Wenn das Paar gegenseitiges Streicheln mit Erfolg erlebt hat oder wenn therapeutisch entschieden wird, auf diese Erfahrung zu verzichten, wird die Anweisung zu Sensualitätsübungen unter Einbezug der Geschlechtsorgane gegeben. Gemeint ist zarte, anreizende Stimulierung der Genitalien, deren Ziel es ist, Erregung, aber *nicht* Orgasmus zu bewirken:

„Ich möchte, daß Sie damit experimentieren, sich gegenseitig genitale Lustempfindungen zu bereiten. Streicheln Sie den gesamten Körper, soweit es Ihren Partner erregt. Spielen Sie dann mit seinem Penis. Spielen Sie eine Weile mit der Eichel und mit dem Schaft und mit den Hoden. Gehen Sie dann über zu einem anderen Teil seines Körpers. Wo er es gern hat. Streicheln Sie seinen Bauch oder seine Ohren oder seine Schenkel. Kommen Sie dann zu seinem Penis zurück. Verwenden Sie Ihre Finger oder Ihre Lippen, wie es Ihnen beiden behagt. Wie ist Ihr Gefühl, mit Ihrem Mund die Genitalien zu berühren?"

(Gefühle in bezug auf oral-genitalen Sex müssen zu irgendeinem Zeitpunkt in der Therapie ausführlich besprochen werden. Dieses Thema ist oft stark emotionsgeladen und man kann versucht sein, es deshalb zu vermeiden. Man muß es jedoch diskutieren, damit es nicht Offenheit behindert und eine potentielle Quelle der Angst wird. Die Partner können ebenso wie der Therapeut leicht in einer Richtung vorurteilshaft in bezug auf oralen Sex sein. Manche Menschen halten oralen Sex für ekelhaft und neurotisch und sind der Meinung, daß ein sexuell gesunder Mensch eine solche „extreme" Stimulierung nicht braucht. Andere Vorurteile gehen in die entgegengesetzte Richtung. Manche Menschen meinen, daß oraler Sex eine notwendige Vorbedingung für ein erfülltes Geschlechtsleben ist, und daß jeder, der dem widerspricht, verklemmt und neurotisch ist, und daß diese Sache geklärt werden muß, wenn man voll befriedigenden Sex haben will. Keine dieser Positionen läßt sich beweisen. Manche Menschen können ein voll befriedigendes Geschlechtsleben ohne orale Stimulierung haben. Orale Stimulierung ist gewiß *kein* unabdingbares Ergebnis oder Verfahren der Sexualtherapie. Auf der anderen Seite wird oraler Sex – und zwar sowohl das Geben als auch das Erhalten der Stimulierung – als äußerst lustvoll und befriedigend von vielen völlig normalen Paaren empfunden, und manchmal lassen sich im Verlauf der Sexualtherapie Hemmungen gegenüber oralem Sex mit sehr positivem Ergebnis lösen. Eine therapeutische Situation besonderer Art liegt dann vor, wenn sich der eine Partner sehr orale Stimulierung wünscht, während sich der andere Partner von dieser Sexualtechnik abgestoßen fühlt oder Schuldgefühle in bezug darauf hat. So etwas gibt oft Gelegenheit für eine wirksame therapeutische Intervention, die sich über eine sexuelle Funktionsverbesserung hinaus substantiell positiv auswirkt.)

„Sie sollen langsam und wie unabsichtlich vorgehen. Gebrauchen Sie nicht die rhythmische, treibende Stimulierung, die zum Orgasmus führt. Wenn er keine Erektion bekommt, ist das in Ordnung. Er wird doch Lust empfinden. Wenn er eine bekommt, spielen Sie mit ihr eine Weile und streicheln Sie dann einen anderen Teil seines Körpers. Kümmern Sie sich nicht darum, wenn die Erektion

schwindet. Das ist natürlich und normal. Sie wird wieder kommen, wenn Sie sich nicht darum kümmern. Sie (der Mann) versuchen, sich nicht ablenken zu lassen, während Sie gestreichelt werden. Bleiben Sie bei Ihren Gefühlen. Genießen Sie Ihre Gefühle. Nachdem Sie genug haben, sind Sie (die Frau) dran. Sie (der Mann) sollen erst mit ihrem ganzen Körper spielen. Wenn Sie das Gefühl haben oder wenn sie Ihnen sagt, daß sie bereit ist, spielen Sie dann mit ihren Brüsten. Küssen und streicheln Sie die Brustwarzen sanft. Spielen Sie mit dem Schamhaar in der Umgebung ihrer Klitoris. Berühren Sie die Klitoris nicht direkt. Spielen Sie an der Scheidenöffnung herum. Stecken Sie nicht Ihren Finger ganz in die Scheide. Die meisten Frauen empfinden das nicht als angenehm. Berühren Sie sanft die Klitoris. Gehen Sie woanders hin. Gehen Sie zurück zur Klitoris. Seien Sie so zart und sensibel wie möglich. Versuchen Sie (die Frau) ihm ein wenig Rückmeldung zu geben. Er kann nicht wissen, was Sie empfinden. Männer haben Erektionen, aber Ihre Reaktionen vollziehen sich innen. Er kann nicht wissen, „wie weit Sie sind“, wenn Sie es ihm nicht sagen. Sie müssen ihm sagen, was Sie fühlen, wenn Sie wollen, daß er Ihnen Lust bereitet. Wieder dürfen Sie (der Mann) zu diesem Zeitpunkt nicht *die reibende, treibende Form rhythmischer Stimulierung gebrauchen, die zum Orgasmus führt. Es macht viel Spaß, einfach berührt und erregt zu werden. Man muß keinen Orgasmus haben, um Lust zu empfinden.“*

Es gibt mehrere Stellungen, die für genitale Stimulierung und Sensualitätsübungen geeignet und bequem sind. Wichtig ist besonders für den Anfang, daß es demjenigen, der an der Reihe ist, gestreichelt zu werden, schon von der Stellung her leicht gemacht wird, sich passiv genießend ganz seinen Empfindungen hinzugeben. Masters und Johnson empfehlen, daß die Frau sich mit ihrem Rücken gegen seine Brust lehnt, so daß er sie von hinten umfangen und sie klitoral und vaginal stimulieren kann. Oder er tut das, indem er sie, neben ihr liegend, im Arm hält. Sie hingegen streichelt seinen Penis am besten, indem sie sich mit gespreizten Beinen zwischen seine, im Liegen ebenfalls gespreizten Beine, das Gesicht ihm zugewandt, setzt und so vollen Zugang zu seinen Geschlechtsteilen hat. Für die Kombination von manueller und oraler Stimulierung empfiehlt sich eine Position sitzend, knieend oder liegend neben dem Partner, der an der Reihe ist, gestreichelt zu werden – nicht hingegen eine „Kopf-bei-Fuß“-Position (69-Stellung), weil sie gleichzeitige wechselseitige Interaktionen nahelegt.

Reaktionen

Viele Menschen, die große sexuelle Schwierigkeiten haben, wenn sie Geschlechtsverkehr oder Orgasmus anstreben, können sehr intensive sexuelle Lust empfinden und auch körperlich voll reagieren, wenn bloßes genitales Spielen und Streicheln das Ziel der Interaktion ist. Dies ist nicht überraschend, weil die besprochene Strukturierung der Situation viele Quellen von Angst und Spannung ausschaltet, die durch Geschlechtsverkehr als solchen mobilisiert werden. Keiner der Partner muß etwas leisten. Sie wechseln sich ab, so daß die Reaktion des einen nicht von der des anderen abhängig ist. Wenn das humane Ziel lustvollen Empfindens anstelle von Leistungsdruck gesetzt wird, entspannt sich die sexuelle Situation oft so, daß sich sexuelle Reaktionen frei entfalten können. Der Mann wird erregt, und bevor ihm das zum Bewußtsein kommt, hat er mehrfach Erektionen. Die Frau kann intensive sexuelle Lust zum ersten Mal in ihrem Leben empfinden – bzw. zum ersten Mal seit ihrer vor-koitalen Petting-Zeit. Ihre Scheide mag feucht werden und sie mag Geschlechtsverkehr haben wollen. Wieder können die Paare an dieser Stelle den „Anweisungen“ zuwider handeln. Und wieder kann dies ein gesundes Zeichen sein oder ein Zeichen von Widerstand, abhängig von den zugrundeliegenden emotionalen Reaktionen.

Wenn die Reaktionen auf genitales Streicheln und Spielen positiv sind, geht man in der Behandlung einen Schritt weiter zu extrakoitalem Orgasmus oder Koitus. Wie immer sind die Anweisungen von ganz individuellem Zuschnitt. Es sind die häufig auftretenden negativen Reaktionen, die therapeutische Anstrengungen fordern.

Negative Reaktionen

Genitales Sensualitätstraining kann besondere Arten negativer emotionaler Reaktionen bei einem der Partner oder bei beiden auslösen. Während das allgemeine Sensualitätstraining mehr Ängste hinsichtlich Intimität, Vertrauen, Sinnlichkeit sowie Gefühle im Zusammenhang mit einem negativen Körperbild hervorruft, löst das genitale eher spezifische Sexualängste aus. Die Spielbreite der Angst kann von leicht ängstlichem Unbehagen bis zu ausgeprägter phobischer Angst reichen. Angst- und Schuldgefühle, die durch gegenseitiges zärtliches Manipulieren der Geschlechtsteile ausgelöst werden, können als solche erlebt werden oder durch eine Vielzahl von Abwehr- und Vermeidungsreaktionen verschleiert werden. Wie der negative Affekt erlebt wird, hängt davon ab, inwieweit der Betreffende Zugang zu seinen Gefühlen hat. Wenn er sich nicht bewußt ist, daß sein Mangel an Gefühlen, sein Zwangsdenken, während er stimuliert wird, das späte, ihn von den Übungen „abhaltende“ Fernsehen und ähnliche Phänomene Ausdruck der durch das Genitalspiel ausgelösten Angst sind, dann erörtere ich das mit dem Paar in der Therapiesitzung. Wie tiefreichend dabei die Deutungen sein sollten und wieviel Einsicht in die unbewußten Angstquellen notwendig ist und der Verbesserung der Sexualfunktionen dienlich, ist eine Sache der klinischen Urteilsbildung und des persönlichen therapeutischen Stils. Ich neige zu Deutungen auf ziemlich tiefer unbewußter Ebene und gleiche das aus durch so viel Abstützung des Patienten wie nötig ist, um eine Mobilisierung seiner Widerstände zu vermeiden. Andere Therapeuten (die auch sehr gute Therapie-Ergebnisse erzielen) bleiben mit ihren Deutungen lieber auf einer mehr oberflächlichen „Beratungs“-Ebene.

So z.B. wurde ein Patient, der an sein Geschäft denken mußte, als seine Frau seinen Penis streichelte, mit der Möglichkeit konfrontiert, daß dies eine zwanghafte Abwehr einer Art von Angst sein könnte.

Therapeut: „Was denken Sie, könnte Ihnen Angst machen? Was fühlten und erlebten Sie, als die Gedanken anfingen, Ihnen im Kopf herumzugehen?“
Patient: „Nun, es fühlte sich gut an. Dann kam mir eine Vorstellung . . . dann dachte ich, phantasiere nicht, das ist schlecht . . . der Arzt sagte, bleib' bei deinen Gefühlen . . . Ich weiß nicht . . . Ich denke oft ans Geschäft beim Sex.“

Später stellte sich heraus, daß der Patient sich als junger und religiöser Mann immer mit Schulaufgaben gegen „unreine Gedanken“ geschützt hatte. Die Deutung ließ ihn verstehen, daß er einen ausgeprägten Masturbationskonflikt mit sich herumgetragen hatte. Es war nicht überraschend, daß das jetzige sexuelle Erleben seine alten Schuldgefühle und Ängste in bezug auf Masturbation und auch die alten Abwehrmechanismen dagegen wieder ausgelöst hatte. In den therapeutischen Sitzungen wurde ihm seine frühere Masturbation in einem neuen, positiven Licht dargestellt als gesunder Kampf gegen die Bemühungen von anderen, seine gesunde Sexualität zu unterdrücken. Mit dieser Hilfe konnte er seine masturbatorischen Schuldgefühle akzeptieren und durcharbeiten. Ohne richtigen Ausgleich durch echte Hilfestellung kann der Umgang mit so heiklem Material im Rahmen einer Kurztherapie schwierig sein, da man sich nicht auf eine langzeitige, vertrauensvolle therapeutische Beziehung stützen kann, um die Angst aufzufangen, die das Erkennen bedrohlichen unbewußten Materials mobilisiert.

Genitales Spielen und Streicheln löst oft negative Gefühle und Abwehr aus gegenüber Aussehen, Geruch und Absonderungen der eigenen Geschlechtsorgane und derer des Partners. Dies wird in den therapeutischen Sitzungen eingehend bearbeitet. Diese offenen Erörterungen von bisher tabuisierten und schamhaft verschwiegenen Dingen sind über die unmittelbaren Ziele der Sexualtherapie hinaus von enormem Wert für die Verbesserung der Kommunikation und der Selbstsicherheit des Paares.

Bestimmte spezifische negative Gefühle treten immer wieder auf und werden typischerweise durch Anweisungen zu genitalen Sensualitätsübungen ausgelöst. Dies sind Schuldgefühle in Hinsicht auf das Empfinden und Ausdrücken von Lust, verdeckte Feindseligkeit dem Partner gegenüber und Furcht vor Zurückweisung durch den Partner. Die beiden ersteren sind schon im Zusammenhang mit den negativen Reaktionen auf das allgemeine Sensualitätstraining diskutiert worden. Über die Furcht vor Zurückweisung wird mehr zu sagen sein bei Beschreibung der Übungen, die für die Behandlung von Impotenz und Frigidität Verwendung finden. Auf einer tiefer neurotischen Ebene können auch die im vorigen Abschnitt über Sensualitätstraining I schon erwähnten Kastrationsängste, homosexuellen Konflikte und sadomasochistischen Impulse durch Genitalberührung ausgelöst werden.

Therapeutische Handhabung

Wiederholung, Einsicht und *Umgehung* sind die drei therapeutischen Strategien, derer man sich bedienen kann beim Umgehen mit negativen Reaktionen auf alle „verordneten" Sexualübungen. Das gilt auch für die genitalen Sensualitätsübungen.

Wenn Angst und Abwehr geringgradig sind, reicht bloße Wiederholung in Kombination mit Deutung und Ermutigung aus, um die Therapie weiterzubringen.

„Gehen Sie nach Haus und versuchen Sie es noch mal. Vermitteln Sie ihm noch besser, wie er sie anfassen soll, und probieren Sie es noch mal. Es ist schwer, lebenslange Ängste in einigen wenigen Wochen loszuwerden. Diesmal werden Sie sich wahrscheinlich besser entspannen können."

Wenn die negativen Gefühle tief verwurzelt sind, versuche ich, Einsicht zu vermitteln. Das ist nur möglich bei ausreichender Entwicklung einer verständnisvollen Beziehung, so daß Deutungen unbewußten Materials gegeben werden können, die einschneidend sind und doch genug abstützend, um Einsicht zu fördern, ohne Widerstände zu mobilisieren.

Wenn mitunter eine pathologische Verfassung zu eingefleischt ist und zu tief sitzt, um mit Aussicht auf raschen Erfolg aufgelöst werden zu können, versuche ich, die Angst zu umgehen. Ich versuche, die Abwehr gegenüber Sexualität zu vermindern und vermittele gleichzeitig Abwehrmechanismen gegenüber der mit Sexualität verbundenen Angst.

Zuerst konfrontiert man gewöhnlich den Patienten mit der Tatsache, daß Zwangsgedanken eine Angstmanifestation sind. Man ermutigt den Patienten, eine Zeitlang „selbstsüchtig" zu sein und sich auf seine eigenen Gefühle zu konzentrieren.

„Seien Sie selbstsüchtig – Ihre Partnerin ist ja nach Ihnen dran. Sie müssen sich Ihren Gefühlen hingeben, wenn Sie funktionieren wollen. Jeder tut das. Ihre Partnerin tut es auch."

An dieser Stelle ermutige ich oft den Partner bzw. die Partnerin, über ihre eigene „Selbstsüchtigkeit" zu reden, d.h. ihre Fähigkeit, bei ihren Gefühlen und ihren Phantasien zu bleiben, während ihre sexuelle Erregung steigt. Dies hat eine sehr befreiende Wirkung auf den Partner, der sich stärker kontrolliert und in Schuldgefühlen befangen ist.

Eine andere ausgezeichnete Methode zur Umgehung von Widerständen besteht in der Empfehlung, daß der Patient sich durch erotische Phantasien ablenkt, während er stimuliert wird. Die Verwendung der Phantasie als Methode zur Überwindung von Widerständen, sich sexuell hinzugeben, wird bei der Erörterung der orgastischen Funktionsstörungen von Frauen und Männern besprochen werden.

Schließlich können Widerstände umgangen werden durch Veränderung der Anweisungen zu bestimmten sexuellen Interaktionen. Wenn es einen Mann zu sehr ängstigt, daß seine Partnerin seine Genitalien streichelt, kann man ihn anweisen, während der nächsten Woche nur seine Partnerin zu stimulieren und zum Orgasmus zu bringen. Ihre Erregung zusammen mit seiner zunehmenden Frustration mag hinreichend bekräftigend und stimulierend für ihn sein, seine Ängste zu umgehen und ihn funktionieren zu lassen.

B: Sexuelle Techniken für spezielle Sexualstörungen

5. Kapitel: Frigidität – sexuelle Unansprechbarkeit der Frau

Die frigide Frau spürt keine erotischen Empfindungen und keine sexuelle Lust. Sie ist unfähig zu physiologischer Erregung, d.h. ihre Scheide bleibt trocken trotz Stimulierung durch ihren Partner und Geschlechtsverkehr. Ihre bewußten Einstellungen zum Sex sind unterschiedlich. Sie kann sexuelle Aktivitäten verabscheuen, neutrale Gefühle haben oder sogar den körperlichen Kontakt genießen.

Vollständige sexuelle Unansprechbarkeit ist selten. Glücklicherweise, denn sie ist schwer zu behandeln. Nach unserer Erfahrung hat sexuelle Unansprechbarkeit – zumal wenn sie primär ist, d.h. wenn die Frau noch niemals auf einen Mann oder in irgendeiner Situation reagiert hat – von allen Funktionsstörungen die schlechteste Prognose bei Sexual-Kurztherapie. Die Prognose ist viel besser, wenn die Frau in anderen Situationen erregbar gewesen ist und nur jetzt auf ihren Mann nicht anspricht. Aber sogar bei situativer Frigidität ist oft längere Psychotherapie notwendig, bevor die Patientin einer Sexualtherapie zugänglich ist und bevor sexuelle Funktionsfähigkeit erzielt werden kann. Trotzdem spielen die „verordneten" Sexualübungen eine wichtige Rolle in der Therapie dieser problematischen Funktionsstörung, die oft eine vorherige Auflösung von hartnäckigen unbewußten intrapsychischen und partnerschaftlichen Konflikten erfordert. Manchmal werden diese Übungen erst verwendet, wenn die Patientin grundlegende Konflikte mit psychotherapeutischer Hilfe aufgearbeitet hat. In anderen Fällen werden die Übungen gleichzeitig mit Psychotherapie angewendet, um die rasche Auflösung von im Behandlungsverlauf entstehenden Hindernissen zu ermöglichen.

Vielleicht kann man die zugrunde liegende Dynamik der sexuellen Unansprechbarkeit folgendermaßen formulieren: die Frau ist in einem unbewußten Konflikt befangen, sich sexuelle Lust mit einem Mann zu erlauben. Es scheint bei dieser Störung keinen spezifischen Konflikt zu geben. Er kann beinhalten tiefe ödipale Verletzungsängste, Feindseligkeit gegen Männer im allgemeinen oder gegen einen bestimmten Mann, Furcht vor Zurückweisung bei „Sich-gehen-Lassen", Leistungsangst, sexuelle Schuldgefühle und so fort. Die Abwehr dieser Konflikte blockiert die Reaktionsfähigkeit der Frau auf spezifische Weise. Die Frau vermeidet es, adäquate Stimulierung zu erhalten. Oder, wenn sie ihren Partner nicht konkret davon abhält, sie zu stimulieren, dann hält sie sich durch wahrnehmungsmäßige Abwehr davon ab, diese Stimulierung zu genießen. Sie erlaubt sich buchstäblich keinerlei sexuelle Gefühle. Unbewußt erlaubt sie sich nicht, sexuell zu reagieren. Sie versagt sich eine Hingabe an sexuelles Erleben.

Behandlungsstrategie

Therapeutische Grundstrategie ist der Versuch, die Sexualsituation so zu strukturieren, daß die Frau in der Lage ist, in einer entspannten, nicht-ängstlichen, auf Liebe eingestellten Verfassung auf adäquate und intensive sexuelle Stimulierung zu reagieren. In dieser Situation muß sie lernen, sich wieder für Empfindungen aufzuschließen, die sie abwehrend lange Zeit unterdrückt hat. Auch hier erfordert die Schaffung eines ausgeglichenen Sexualsystems zwischen den Partnern oft beträchtliche psychotherapeutische Interventionen. Unter dieser Voraussetzung vollzieht sich die Behandlung der sexuell unansprechbaren Frau in der sexualtherapeutischen Klinik Cornell nach folgendem typischen Abfolgeschema:

1. Sensualitätstraining I
2. Sensualitätstraining II
3. Nicht-fordernder Koitus
4. Koitus bis zum Orgasmus.

Bei dieser Patientengruppe sind negative Reaktionen auf die Sensualitätsübungen sehr häufig. Diese Reaktionen werden natürlich in den psychotherapeutischen Prozeß einbezogen. Zusätzlich zu den psychotherapeutischen Explorationen, wenn die Anamnese ergibt, daß die Frau in vorkoitalen und vorehelichen „Petting"-Situationen ein hohes Erregungsniveau erlebt hat, kann man zu Beginn solche Aktivitäten empfehlen, bei denen das Paar bekleidet bleibt anstelle der üblichen Streichelübungen im nackten Zustand, der exponierter und deshalb bedrohlicher erlebt werden kann.

Nicht-fordernder Koitus

Am besten führt man diese Übung durch, nachdem die Frau positiv auf die in den vorausgehenden Kapiteln beschriebenen Sensualitätsübungen reagiert hat. Wenn genitales Berühren jedoch unüberwindbaren Widerstand hervorgerufen hat, kann man diesen gelegentlich durch Erprobung von nicht-forderndem Koitus zu diesem Zeitpunkt umgehen.

Das Paar wird angewiesen, sich zärtlich zu streicheln, bis der Mann eine gute Erektion hat und bis die Scheide der Frau etwas feucht geworden ist. Wenn letzteres nicht der Fall ist, muß der Mann seinen Penis mit einem Gleitmittel befeuchten.

Dann hockt bzw. kniet sich die Frau über den auf dem Rücken liegenden Mann. Sie führt seinen Penis in ihre Scheide ein. Sie läßt ihn eine Weile drin und spürt, wie sich der erigierte Penis in ihrer Vagina „anfühlt". Sie kontrahiert die Beckenbodenmuskeln um seinen Penis – ebenfalls, um sich mit den vaginalen Gefühlen vertraut zu machen, derer sich solche Frauen oft nicht bewußt sind. Dann beginnt sie, sich auf dem erigierten Penis ihres Partners langsam auf und nieder zu bewegen. Sie spielt und experimentiert mit verschiedenen Bewegungen und Lageveränderungen. Sie sollte sich dabei allein von ihren eigenen Gefühlen leiten lassen und *nicht* von Rücksicht auf ihn. Sie muß *vorübergehend* die gewohnte Rücksicht auf seinen Lustgewinn aufgeben. Sie muß vorübergehend „selbstsüchtig" sein, um lernen zu können, Vaginalempfindungen zu erleben.

Bei diesem Unternehmen stellt er lediglich seinen erigierten Penis zur Verfügung und vermittelt zärtliche Ermutigung. Sollte er sich zu sehr erregen, zeigt er das an, und das Paar legt eine „Ruhepause" ein. Dabei kann der Penis in der Vagina bleiben oder er zieht ihn heraus und führt ihn später, wenn er die Kontrolle wiedergewonnen hat, wieder ein. Der rein-und-raus unterbrochene Koitus hat eine anreizende Wirkung, die oft die Erregung der Frau erhöht.

Während der Ruhepausen kann es für das Paar ratsam sein, auf Stimulierung zu verzichten. In anderen Fällen stimuliert er ihre Klitoris während der Unterbrechung des Koitus. In wieder anderen Fällen wird sie angewiesen, sich während dieser Zeit selbst zu stimulieren.

Die Übung ist beendet, wenn sie genug hat oder wenn sie einen Orgasmus hat (was äußerst *ungewöhnlich* ist, zumal in den frühen Phasen der Therapie). Gewöhnlich wird aufgehört, wenn sie sich müde und befriedigt fühlt, wieder neue vaginale Empfindungen hinzugelernt zu haben. Manchmal wird der Ejakulationsdrang des Mannes übermächtig und er will nicht weitermachen, ohne zum Orgasmus zu kommen. Auf jeden Fall wird dem Mann bei Beendigung der Übung zu einem Orgasmus verholfen, entweder durch heftige Bewegungen beim Koitus oder durch extravaginale Stimulierung.

Im übrigen kann sogar ein gut funktionierender normaler Mann im Verlauf der nicht-fordernden Sexualübungen seine Erektion verlieren. Das ist kein Grund zur Sorge, denn der Mann kann leicht zu einer neuen Erektion stimuliert werden. Das wichtige Thema, wie eine verlorene Erektion wieder zu gewinnen ist, wird im Kapitel über Erektionsstörungen behandelt.

Nach der vorausgehenden Beschreibung ist selbstverständlich, daß die nichtfordernden koitalen Übungen die aktive Mitwirkung eines funktionsfähigen männlichen Partners erfordern. Er muß ein gewisses Maß von „Erektionssicherheit" ebenso haben wie gute ejakulatorische Kontrolle. Dies ist ein gutes Beispiel für die in der Sexualtherapie erforderliche Kooperation des Paares, auch wenn der eine Partner das Sexualproblem des anderen in keiner Weise verursacht oder aufrechterhalten hat.

Reaktionen auf nicht-fordernden Koitus

Die Reaktionen der Frauen zeigen ein breites Sprektrum von ausgeprägt lustvoller Erregung und sogar gelegentlichem Orgasmuserleben über die erwünschte Zunahme vaginaler Empfindungen, erotischer Wohlgefühle und liebender Aufgeschlossenheit bis zu den negativen Reaktionen der Gefühl- und Empfindungslosigkeit oder tiefgreifender emotionaler Verstörung.

Auch die Reaktionen der Männer auf diese Übung haben eine große Spielbreite. Manche Männer sind glücklich, einen erigierten Penis bieten und damit ihren Frauen bei ihren Schwierigkeiten helfen zu können. Sie gewinnen Lust- und Stolzgefühle wie auch sexuelle Befriedigung aus dem Erlebnis. Andere Männer reagieren negativ – mit Angst und/oder Ärger – auf diese früher vermiedene Situation, in der die Frau die sexuelle Interaktion steuert und ganz aktiv und „selbstsüchtig" ist. Diese Reaktionen erbringen wieder äußerst wertvolles Material für die psychotherapeutische Exploration.

Wenn die Reaktionen positiv sind, geht das Paar zu regulärem Koitus über. Wenn nicht, müssen die negativen Reaktionen erst durchgearbeitet werden.

Viele Frauen mit sexuellen Hemmungen sind übermäßig besorgt, ihren Partner zufriedenzustellen und stellen ihre eigene Befriedigung dahinter zurück. Man muß unterscheiden zwischen den wünschenswerten Qualitäten der Großzügigkeit – Sensibilität gegenüber dem Geliebten und Respektierung seiner Gefühle – und dem neurotischen, unreifen und zwanghaften Hintanstellen der eigenen Gefühle aus ängstlichem Bemühen, zu gefallen und zu Diensten zu sein. Letzteres ist ein im wesentlichen masochistisches Muster der Beziehung zum anderen Geschlecht. Es ist aus tiefer Angst geboren. Ein masochistischer Mensch hat gewöhnlich tiefverwurzelte Gefühle der Insuffizienz und der Selbstentwertung. Die Frau kann nicht wirklich glauben, daß ein attraktiver Mann sie lieben und akzeptieren kann, wenn sie nur sie selbst ist: ihr sexuelles, emotionales, wirkliches Selbst. Sie muß ihm dauernd zu Gefallen und zu Diensten sein. Sie darf sich nicht entspannen und sich wohlfühlen. Ein solcher Mensch, ob Frau *oder* Mann, hat große Schwierigkeiten, sich sexuellem Lustempfinden hinzugeben. Wir haben wiederholt betont, daß ein substantielles Maß an Hingabe Voraussetzung sexueller Funktionsfähigkeit ist.

Unbewußt liebt und fordert der Partner oft den Masochismus seiner Frau. Er gestattet ihr, ihm zu Diensten und zu Gefallen zu sein und ihn zu befriedigen. Dies mag einen im Grunde unsicheren Mann weitgehend angstfrei machen.

Ein gewisses Maß an sexuellem Masochismus ist in unserer männer-orientierten Kultur weit verbreitet – nicht im extremen Sinn von Erregtwerden durch Schmerzzufügung oder körperliche Gewalt, sondern mehr in Form von sexueller Selbstopferung. Schon von früher Kindheit an wird gelernt, daß sexueller Genuß etwas ist, das dem Mann zukommt. Die Frau muß sich so attraktiv und wohlgefällig wie möglich machen. Es wird ihr zugestanden, daß sie es auch genießt, aber eigentlich nur im Dienst seiner Lust. Jenseits dieses kulturellen Masochismus jedoch sind sexuell unansprechbare Frauen oft seelisch masochistisch strukturiert und müssen immer geben – sie sind unfähig, zu fordern oder zu nehmen. Diese Unfähigkeit entspringt aus destruktiven und verzerrt wahrgenommenen Kindheitserlebnissen und deren neurotischer Verarbeitung.

Wenn unbewußte masochistische Muster im Dienste tief unbewußter Bedürfnisse eines Partners oder beider Partner bei strukturierten Verhaltensübungen zu Tage treten, die gezielt der Frau die Kontrolle überlassen, sie ihre Aktivität nach ihren Bedürfnissen steuern lassen, sie die Befriedigung des Mannes hintanstellen lassen – egal wie vorübergehend –, dann ist es nicht verwunderlich, daß große Angst und Abwehr gegen diese Angst ausgelöst wird. Tatsächlich provozieren die nicht-fordernden Koitusübungen häufig Angst und tiefe Verunsicherung bei den Frauen und manchmal auch bei den Männern.

Die Handhabung solchen Widerstandes geschieht durch Wiederholung der Aufgabe und aktiv eingreifende Psychotherapie. Dadurch soll das selbstdestruktive Sexualverhalten offengelegt und zur Auflösung gebracht werden und insbesondere das ihm zugrunde liegende geringe Selbstwertgefühl korrigiert werden. Außerdem ist es äußerst wichtig, auf entsprechende psychopathologische Symptomatik auf seiten des Mannes zu achten. Manche Ehemänner und Partner von masochistischen Frauen haben keinen unbewußten Anteil an der Lustunfähigkeit ihrer Frauen. Sie wären viel glücklicher, wenn ihre Frauen ansprechbar wären. Andere jedoch gewinnen aufgrund ihrer eigenen Selbstunsicherheit Befriedigung aus dem Masochismus ihrer Partnerin. In solchen Fällen muß diese Dynamik bearbeitet werden, da sonst der Partner Gefahr läuft, die Behandlung zu sabotieren. Dies kann durch Umgehung oder durch Aufarbeitung geschehen. Umgehung geschieht in solchen Fällen psychotherapeutisch und nicht strikt verhaltensmäßig. Denn Geschlechtsverkehr kann natürlich bei den meisten sexualtherapeutisch behandelten Fällen nicht umgangen werden. Wenn ein sado-masochistisches Muster zu hartnäckig ist, um durch Kurz-Intervention angegangen werden zu können, kann man es umgehen, indem man dem Paar zu verstehen gibt, daß es im wesentlichen seinen psychologischen Interaktionsstil beibehalten kann und dabei doch noch sexuell funktionieren kann. Sie sollen miteinander kämpfen und streiten, wenn sie es nicht lassen können, aber sie sollen ihre neurotischen Interaktionen aus dem Schlafzimmer heraushalten.

Ablehnung des Partners ist eine weitere verbreitete ursächliche Grundlage für sexuelle Unansprechbarkeit bei Frauen, zumal wenn diese Funktionsstörung situativ ist. Manche Menschen können ihre sexuellen und ihre zärtlich-emotionalen Reaktionen in hohem Maß dissoziieren. Sie können im sexuellen Erleben genuß- und funktionsfähig sein, auch wenn sie eine distanzierte oder sogar eine negative emotionale Beziehung zu ihrem Partner haben. Andere Menschen, zumal Frauen, können das nicht. Manche sexuell unansprechbare Frauen, die Sexualtherapie suchen, sind sich nicht bewußt, daß sie sehr viel Wut auf ihre Männer haben oder zumindest ambivalent ihnen gegenüber sind. Sie fühlen sich ausgenutzt, betrogen und verärgert und sind sich doch ihrer feindseligen Gefühle überhaupt nicht bewußt. Trotzdem hemmen diese Gefühle ihre sexuellen Reaktionen gegenüber ihren Männern. Manchmal kann Ablehnung des Partners verhaltenstherapeutisch umgangen werden, indem die Frau lernt, trotz ihrer Ambivalenz sexuell zu reagieren. In anderen Fällen sind Ärger und Wut ein unüberwindbares Hindernis für sexuelle Reaktionsfähigkeit und müssen psychotherapeutisch bearbeitet werden, bevor die Patientin in der Lage ist, von den Sexualübungen zu profitieren. Ähnliche Überlegungen gelten für tief unbewußte Sexualkonflikte, die aus ödipalen Problemen oder aus Schuldgefühlen bezüglich sexueller Lust stammen. Auch sie blockieren häufig die sexuelle Ansprechbarkeit der Frau.

Koitus bis zum Orgasmus

Wenn die nicht-fordernden, anreizenden koitalen Übungen die Frau sexuell ansprechbar machen, wird das Paar angewiesen, mit normalem Koitus fortzufahren, der zu Orgasmus bei beiden Partnern führen soll. Manchmal bewirkt das einen Orgasmus bei der Frau. Manchmal auch nicht, und es werden dann andere Techniken zur Orgasmus-Anbahnung angeraten.

Gewöhnlich legt man es nicht spezifisch darauf an, in den Anfangsphasen der Therapie die orgastische Reaktion der sexuell nicht ansprechbaren Frau zu fördern. Ziel in dieser Behandlungsphase ist die Förderung ihrer sexuellen Erregbarkeit. Eine zielorientierte, auf Erreichung des Orgasmus gerichtete Einstellung ist paradoxerweise manchmal eher ein Hindernis als eine Hilfe in der Therapie. In manchen Fällen jedoch, in denen die sexuelle Unansprechbarkeit der Patientin eine Folge wiederholter vergeblicher Versuche, zum Orgasmus zu kommen, ist, werden orgastische Übungen verordnet. Diese werden im nächsten Kapitel über die orgastischen Funktionsstörungen beschrieben.

Bei sexuell nicht ansprechbaren Frauen mit sehr geringer Libido versucht man, die sexuelle Reaktion durch andere Mittel als taktile Stimulierung zu fördern. Testosteron, Phantasie und erotische Literatur sind alle schon zur Erreichung dieses Zieles benutzt worden.

Übungen der Beckenbodenmuskulatur

Dr. Arnold Kegel hat festgestellt, daß Schwäche und Inaktivität des Pubococcygeal-Muskels ein wichtiger Faktor bei der sexuellen Unansprechbarkeit der Frau ist. Er und seine Schüler empfehlen Übungen dieser Beckenbodenmuskulatur. Die Wirksamkeit dieses Verfahrens ist bisher noch nicht systematisch überprüft worden. Es ist jedoch gut begründet und wird deshalb von vielen Sexualtherapeuten verwendet.

Propriozeptive Empfindungen aus den die Scheide umgebenden Muskeln sind eine wichtige Quelle sexuell lustvoller Vaginalempfindungen. Auch besteht der weibliche Orgasmus aus einer Kontraktion der Ischio-cavernosus-, Bulbo-cavernosus- und Pubococcygeal-Muskeln. Daher die Überlegung, daß Kräftigung dieser Muskeln hilfreich ist für die Erzielung kräftigerer und genußvollerer Orgasmen.

Wenn sich bei der gynäkologischen Untersuchung oder einfach aus gehabten Erfahrungen ergibt, daß diese Muskeln schlaff und atrophisch sind, wird die Patientin angewiesen, ihren Pubococcygeal-Muskel ein oder zwei Mal täglich zehnmal zu kontrahieren. Wenn sie kein Gefühl für diese Muskeln hat, läßt man sie den Urinstrahl wiederholt unterbrechen. Es ist der Pubococcygeal-Muskel, der sich beim Anhalten des Urinstrahls kontrahiert. Dabei gewinnt die Patientin ein Gefühl für diese Muskelgruppe. Die Muskeln können während täglicher Routineverrichtungen trainiert werden.

Ein Instrument, das sog. Perineometer, ermöglicht der Frau die Kontraktion ihrer Pubococcygeal-Muskeln gegen einen Widerstand, der mit einem Manometer über eine in die Scheide eingeführte Vorrichtung gemessen wird. Allerdings verwenden nur wenige Sexualtherapeuten ein solches apparatives Verfahren.

6. Kapitel: Orgasmusstörungen bei der Frau

Eine deutliche Unterscheidung sollte gemacht werden zwischen der sexuell völlig unansprechbaren Frau und der Frau, die erregbar ist, sexuell genußfähig ist, eine gute vasocongestive Reaktion hat, aber unterschiedlich große Schwierigkeiten hat, einen Orgasmus zu bekommen. In der Vergangenheit wurden beide unter der Überschrift „Frigidität" zusammengefaßt und als *eine* Störung angesehen. Das ist falsch, denn obwohl beide Syndrome viel gemeinsam haben und sich bis zu einem gewissen Grade überschneiden, sind sie das Ergebnis verschiedener Grundmechanismen und unterscheiden sich in ihrem Ansprechen auf bestimmte Behandlungsverfahren.

Die Definition der Orgasmusstörung ist kontrovers, weil es bisher noch nicht gelungen ist, Spielbreite und Grenzen der weiblichen Orgasmusreaktion zu definieren.

Der Orgasmus ist ein Reflex. Alle Reflexe haben eine Variationsbreite ihrer Schwellen. Das heißt, bei manchen Menschen wird eine reflektorische Muskelzuckung bereits durch leichtes Antippen des Knies ausgelöst, andere reagieren erst auf einen kräftigen Schlag auf die Patellarsehne unterhalb der Kniescheibe. Beides ist völlig normal, d.h. der den Reflex vermittelnde neurale Apparat ist intakt. Es gibt eine normale *Spielbreite* der Patellarsehnenreflexschwelle. Die Reflexschwellen werden auch noch durch weitere Faktoren beeinflußt, wie psychologische Hemmungen, Drogen und emotionale Zustände. So muß manchmal ein nervöser Patient durch Anweisung, seine Hände kräftig zu drücken, abgelenkt werden, bevor der Untersucher seinen Patellarsehnenreflex auslösen kann. Die gleichen Überlegungen sind anwendbar auf den weiblichen Orgasmusreflex. Wir wissen jedoch nicht, wo die normalen Grenzen dieses wichtigen Reflexes liegen.

Nach klinischer Erfahrung scheint sich der weibliche Orgasmus gemäß einer glockenförmigen Kurve zu verteilen. An einem Extrem sind die Frauen, die nie einen Höhepunkt gehabt haben. Dann folgen die Frauen, die intensive klitorale Stimulierung brauchen und dabei allein sein müssen und nicht von einem Partner „gestört" werden dürfen. Frauen, die gezielte klitorale Stimulierung brauchen, aber im Beisein ihrer Partner orgasmusfähig sind, fallen in den mittleren Bereich. Ebenfalls im Bereich der Mitte sind Frauen, die durch Koitus, aber nur nach längerer und kräftiger Stimulierung, zum Höhepunkt kommen können. Im oberen Bereich der Gesamtverteilung liegen Frauen, die nur ein kurzes Eindringen brauchen, um zum Orgasmus zu kommen. Und im anderen Extrembereich sind die Frauen, die allein durch Phantasietätigkeit und/oder Bruststimulierung ihren Orgasmus bekommen können.

In bezug auf die Extrembereiche des orgastischen Kontinuums herrscht Einigkeit über die Kriterien von Normalität und Abnormität. Selbstverständlich ist die völlig anorgastische Frau, die überhaupt noch nie einen Orgasmus gehabt hat, schwer gehemmt und behandlungsbedürftig. Ebenso selbstverständlich ist eine Frau völlig normal, die beim Koitus rasch und leicht zum Orgasmus kommt. Kontrovers ist der mittlere Bereich im Spektrum weiblicher Orgasmusschwellen.

Manche Therapeuten betrachten ebenso wie ich Frauen als normal, die im Zusammensein mit ihren Partnern bei klitoraler Stimulierung orgastisch sind. Andere betrachten jede Frau als frigide, die nicht koital orgastisch ist, auch wenn sie im Zusammensein mit ihrem Partner bei klitoraler Stimulierung stark ansprechbar ist und multiple Orgasmen erlebt. Es gibt zur Zeit noch nicht genügend Daten zur definitiven Entscheidung dieser Kontroverse.

Bis wir Genaueres wissen werden, verfahren wir auf empirischer Grundlage folgendermaßen. Wir behandeln alle Frauen, die Orgasmusprobleme, koital oder überhaupt, haben. Die völlig anorgastische Frau bietet ein besonderes klinisches Problem. Soche Patientinnen haben eine ausgezeichnete Prognose, mit Hilfe der Sexualtherapie Orgasmen zu erlernen. Wir nehmen auch koital anorgastische Frauen in Behandlung, weil auch sie oft von der Therapie profitieren können. Für manche Frauen scheint klitorale Stimulierung das normale Reaktionsmuster zu sein, und sie und ihre Männer brauchen lediglich diesbezügliche Beratung und Bestätigung. Bei anderen Frauen jedoch ist das Ausbleiben koitaler Orgasmen in Wirklichkeit das Produkt von Hemmungen oder mangelhafter Technik, und dieser Teil der Patientenpopulation kann durch Sexualtherapie oft das angestrebte Ziel des koitalen Orgasmus erreichen lernen. Diese beiden Formen des Syndroms orgastischer Funktionsstörungen, die völlig anorgastische und die situativ anorgastische Frau, bieten etwas unterschiedliche klinische Probleme und werden daher in zwei verschiedenen Abschnitten behandelt.

Behandlungsstrategie

Der Grundplan für die Behandlung der Orgasmusstörung besteht im allgemeinen aus:

1. Orgasmus allein (Masturbation)
2. Orgasmus mit dem Partner – bei klitoraler Stimulierung
3. Orgasmus beim Geschlechtsverkehr.

Wenn Orgasmus beim Geschlechtsverkehr nicht eintritt, verwenden wir das „Brücken-Manöver“.

A – Die völlig anorgastische Frau

Ungefähr 8% der Frauen in den Vereinigten Staaten haben noch niemals einen Orgasmus gehabt. Manche dieser Frauen sind anorgastisch, weil sie nie richtig stimuliert worden sind, andere können auch auf die intensivste Stimulierung nicht mit Orgasmus reagieren. Aus vielen Gründen haben diese Frauen gelernt, ihren Orgasmus-Reflex zu hemmen. Diese Hemmung ist ganz und gar ungewollt, und solche Frauen wünschen sich oft glühend, einen Orgasmus zu erleben.

Masturbation

Das Hauptprinzip, einen Orgasmus zu erreichen, ist einfach: maximalisiere die Stimulierung und minimalisiere die Hemmung. Zur Minimalisierung hemmender Faktoren ist es oft das beste, die Frau sich selbst zum Orgasmus stimulieren zu lassen, wenn sie allein ist und von keinem Partner beobachtet und unter Druck gesetzt wird. Um dies zu ermöglichen, muß man ihr helfen, ihre Schuld- und Schamgefühle in bezug auf Masturbation abzubauen. Das geschieht in den Therapiesitzungen.

Frauen, die nie einen Orgasmus erlebt haben, sind voller Konflikte in bezug auf dieses Erlebnis. Oft haben sie Angst davor und die diffuse Erwartung, daß ihnen das schaden könnte. Solche Frauen läßt man über ihre Phantasien in bezug auf Orgasmus reden. Was, glauben sie, wird passieren? Frauen sind sich in unterschiedlichem Ausmaß ihrer ängstlichen Orgasmusphantasien bewußt. Diese müssen in den Sitzungen erkundet werden, und es ist oft nützlich, ihre Entstehung in verständnisvoller Weise zu erörtern. Weit verbreitete Ängste kreisen um Bestrafung für sexuelle Lustempfindungen und beinhalten: „Ich werde die Kontrolle verlieren", „Ich werde den Verstand verlieren", „Es wird mir schaden – ich werde Krebs bekommen – sterben – usw.", „Ich muß verliebt sein, um einen Orgasmus zu bekommen". Die meisten derartigen Phantasien haben ihre klar erkennbaren Wurzeln in Sexualitätsverboten aus der Kindheit. Träume und Assoziationen sind oft von Nutzen für die Durcharbeitung solcher unbewußten Orgasmus-Hemmungen. Und die Patientin muß ganz in die Tiefe gehend davon überzeugt werden, daß ihre Beschädigungsphantasien unrealistisch sind.

In anderen Fällen von Schuldgefühlen in bezug auf Lust und Glück kann eine Frau die entgegengesetzte Phantasie haben – daß Orgasmus das höchste Glück ist. In diesem Fall muß sie davon überzeugt werden, daß Orgasmus *nicht* das erhoffte himmlische Erlebnis ist, das ihr höchstes Glück verschafft. Ihren ersten Orgasmus zu bekommen, ist ihr manchmal erst dann möglich, wenn sie eingesehen hat, daß ihre übrigen Probleme nicht dadurch aus der Welt geschafft werden, daß sie einen Höhepunkt erlebt. Im Idealfall sollte der zugrunde liegende Glücks- und Erfolgskonflikt natürlich durchgearbeitet werden. Dies ist ein langfristiger Prozeß, aber in der Sexualtherapie gelingt es mitunter, die Patientin mit dieser destruktiven Dynamik zu konfrontieren und die ersten Schritte in Richtung auf eine konstruktive Lösung zu machen.

Ein realistisches Verständnis des Orgasmus ist von therapeutischem Wert. Deshalb beschreibe ich ihn von einer Frau, die noch nie einen Orgasmus erlebt hat:

„Es ist ein Reflex, wie Niesen, nur viel, viel lustvoller. Orgasmus-Erlebnisse sind ganz unterschiedlich. Manchmal ist der Orgasmus ein wirklich großartiges Erlebnis, in dem Sie völlig aufgehen. Manchmal ist er nur eine angenehme örtlich begrenzte Empfindung. Ein Orgasmus ist eine Serie von lustvollen Kontraktionen. Die Empfindungen sind nicht zu verkennen. Sie sind einzigartig, und Sie werden einfach wissen, *wenn Sie einen Orgasmus hatten. Wenn Ihre sexuelle Erregung zunimmt, kommt es plötzlich zu rhythmischen Muskelkontraktionen Ihrer Scheide. Auf diese Kontraktionen konzentriert sich die Lust. Auf dem Weg zum Orgasmus haben Sie sexuelle Lustempfindungen in Ihrer Klitoris, aber während der Kontraktionen fühlen Sie die Lust in der Scheide und tief in Ihrem Becken. Manchmal ist Ihnen danach zumute, Ihr Becken vor- und zurückzustoßen, wenn Sie spüren, daß der Orgasmus kommt. Das fühlt sich sehr gut an. Manchmal aber ist Ihnen danach zumute, ganz stillzuhalten und den Orgasmus in Ruhe zu genießen, wie er über Sie hinwegrauscht. Auch das fühlt sich sehr gut an. Sie verlieren während eines Orgasmus nie die Kontrolle oder das Bewußtsein, aber, wie gesagt, manchmal gehen Sie wirklich auf in einem Strom lustvoller Empfindungen. Haben Sie dazu irgendwelche Fragen?"*

Nachdem Schuldgefühle und Ängste und Phantasien und Fehlinformationen in bezug auf den Orgasmus in der therapeutischen Sitzung bereinigt worden sind, wird die Patientin angewiesen, sich zu Hause selbst zu stimulieren. Oft sind Informationen zur Masturbationstechnik angebracht. In Zusammenhang damit werden in den therapeutischen Sitzungen ihre *erotischen Phantasien* erkundet. Es ist wichtig, den Patientinnen zu versichern, daß Phantasien, gleich welcher Art, normal sind und sehr nützlich für sexuelles Funktionieren. Sie stimulieren und dienen gleichzeitig der Angstabwehr. Wenn die Patientin sexuelle Phantasien und Tagträume hat, wird sie ermutigt, sich diesen Vorstellungen voll hinzugeben, während sie sich stimuliert. Wenn sie keine erotischen Phantasien hat, regt man an, anhand erotischer Literatur herauszufinden, welcher Art von Szenen oder Situationen oder Abbildungen oder Phantasien sie stimuliert. Manuelle Stimulierung der Klitoris plus Ablenkung durch Phantasie produziert oft Orgasmen innerhalb weniger Wochen. Wenn nicht, wird die Verwendung eines *Vibrators* vorgeschlagen. Es sind verschiedene Vibratoren auf dem Markt, die für den Zweck der Masturbation bei Frauen geeignet sind. Die penisförmigen, batteriebetriebenen Apparate sind *nicht* geeignet, um mit ihnen erstmals einen Orgasmus zu erzielen, da die Vibrationen nicht stark genug sind, während beinahe jedes handelsübliche *elektrische Massagegerät* die gewünschte Wirkung hat.

Man läßt die Patientin mit dem Vibrator experimentieren, indem sie ihn an der Klitoris und darum herum ansetzt und bewegt. Erneut wird sie angewiesen, sich während der Stimulierung ihrer Phantasie hinzugeben, um sich „von ablenkenden Reizen abzulenken“, d.h. sich abzulenken von ihren eigenen Tendenzen, bewußte Kontrolle über ihre orgastische Reaktion auszuüben. In manchen Fällen kann ihr empfohlen werden, erotische Literatur zu lesen oder erotische Bilder zu betrachten, während sie sich selbst stimuliert.

Manche Patientinnen müssen sich längere Zeit stimulieren, gelegentlich bis zu *einer Stunde,* um einen Orgasmus auszulösen. Ermutigung durch den Therapeuten ist sehr wichtig in dieser Phase der Therapie.

Es gibt verschiedene Tricks oder Methoden, die die Auslösung des Orgasmus bahnen helfen. Manchen Frauen hilft es, bei Annäherung an den Orgasmus ihre vaginalen Beckenbodenmuskeln abwechselnd anzuspannen und wieder locker zu lassen. Andere Frauen helfen sich durch aktive Beckenbewegungen und durch tiefes Atmen auf dem Höhepunkt der Erregung.

Bei orgastisch gehemmten Frauen werden manchmal durch intensive Stimulierung unangenehme Spannungen hervorgerufen. Man läßt sie dann vorübergehend mit der Stimulierung aufhören und dann wieder anfangen. Mehrfache Wiederholungen dieser „Stop-Start-“Technik produzieren oft den ersten Orgasmus.

All diese mechanischen Techniken bahnen wahrscheinlich den Orgasmus, indem sie die Frau von ihren Hemmungen ablenken. Auch hier wieder ist eine erotische Phantasie eine höchst nützliche „Ablenkung“.

Orgasmus mit dem Partner

Ein durch Masturbation erzielter Orgasmus ist ein wunderbares Erlebnis für eine Frau, die nie ihren Höhepunkt erreicht hat, aber kaum ein befriedigendes Resultat der Behandlung. Nachdem eine Frau allein zuverlässig zum Orgasmus masturbieren kann, läßt man sie im nächsten Behandlungsschritt einen Orgasmus im Beisein ihres Mannes erleben. Dies ist viel schwerer: denn wenn es auch viel stimulierender ist, mit einem Mann zusammen als mit seinen eigenen Phantasien allein zu sein, so ist es doch auch viel stärker angstauslösend. Man muß etwas leisten, produzieren: „Werde ich einen Höhepunkt erreichen können? Wird ihn die lange Stimulierung langweilen, ermüden oder abstoßen? Geht es bei anderen Frauen schneller?"

Um diesen nächsten Schritt zu machen, gibt es verschiedene Techniken. Bei der einen wird das Paar angewiesen, sich auf ihre gewohnte Weise zu lieben. Nachdem er seinen Höhepunkt gehabt hat, stimuliert er sie manuell bis zum Orgasmus. Man empfiehlt ihr, dieselben Vorstellungen und Techniken zu verwenden, die ihr bei der Selbststimulierung eine Bahnung ihres Orgasmus ermöglichen. Sie spannt ihre Muskeln an, atmet tief und gibt sich vor allem ihren Lieblingsphantasien hin, während er sie stimuliert. Diese Methode produziert oft einen Orgasmus bei der Frau. Allmählich wird es weniger schwierig und allmählich braucht sie immer weniger Phantasie als Ablenkung.

In anderen Fällen wird Selbststimulierung im Beisein des Mannes empfohlen. Dies ist angebracht, wenn die Frau sehr lange braucht, um erregt zu werden, oder wenn sie ihre Scheu, Lust von ihm zu fordern und anzunehmen, noch nicht überwunden hat. Manche Paare sind frei genug, eine solche Anregung anzunehmen. Öfter jedoch schämen sich die Frauen und erwarten Ablehnung von seiten des Mannes, wenn sie in seinem Beisein masturbieren. Manche Männer fühlen sich in der Tat davon abgestoßen. Aber sie sind in der Minderzahl. Sehr häufig reagiert der Mann zur Überraschung der Frau nicht, wie erwartet, mit Befremden oder Abscheu auf die Selbststimulierung der Frau. Im Gegenteil, er wird oft stark erregt davon. In der Tat ist weibliche Masturbation ein überaus häufiges Thema in den erotischen Phantasien von normalen Männern.

Das Erlebnis, aufgeschlossen genug zu sein, um sich in Gegenwart seines Partners selbst zu stimulieren, hat sehr oft eine heilsame Wirkung. Es fügt der sexuellen Beziehung des Paares eine weitere Dimension der Tiefe und Offenheit hinzu.

B – Die koital anorgastische Frau

Unfähigkeit, durch Koitus zum Orgasmus zu kommen, ist das häufigste Sexualsymptom von Frauen. Bei realistischer Betrachtung der weiblichen Anatomie und Physiologie ist das nicht überraschend. Experimentelle und klinische Befunde zeigen, daß der weibliche Orgasmus ein Reflex ist, dessen motorische Komponente in Kontraktionen der die Vagina umschließenden Muskeln besteht, obwohl er durch sensorische Stimulierung im Bereich der Klitoris ausgelöst wird. Vom mechanischen Standpunkt ist Geschlechtsverkehr in der Tat eine ziemlich schlechte und sehr indirekte Form einer Stimulierung des Klitoris-Bereiches.

Dieser Standpunkt löst oft eine heftige emotionale Reaktion bei Klinikern aus, die es aus verständlichen psychologischen Gründen lieber hätten, daß vaginales Einführen der beste orgasmuserzeugende Reiz wäre. Aber unglücklicherweise ist das nicht so. In psychologischer Hinsicht hat Geschlechtsverkehr einen stark erregenden und emotional befriedigenden Reizwert. In mechanischer Hinsicht jedoch ist die Klitorisstimulierung beim Geschlechtsverkehr begrenzt auf den durch den stoßenden Penis bewirkten Zug an der Klitorisvorhaut und einen gewissen Druck auf den Klitorisbereich, der vom Schambein des Mannes bei einigen Koitusstellungen ausgeübt wird. Dies ist kein so starker Reiz wie die gezielte Stimulierung der Klitoris. Aufgrund dieses Sachverhaltes ließe sich voraussagen, daß nur

Frauen mit einer relativ niedrigen orgastischen Schwelle durch Koitus allein, ohne zusätzliche klitorale Stimulierung, zum Höhepunkt kommen können. Und obwohl sich definitive Aussagen darüber noch nicht machen lassen, bevorzugen es nach Fishers Befragungen und Schätzungen nur ein Drittel bis die Hälfte der amerikanischen Frauen, ihren Höhepunkt regelmäßig beim Geschlechtsverkehr zu erreichen. Man kann spekulieren, daß manche von denen, die das nicht tun, nicht pathologisch gehemmt sind. Physiologisch brauchen sie intensivere klitorale Stimulierung als der Geschlechtsverkehr vermittelt. Andere in dieser Gruppe sind offensichtlich echt funktionsgestört. Sie haben wahrscheinlich hohe orgastische Schwellen aufgrund seelischer Hemmungen. Die erste Gruppe von physiologisch koital-anorgastischen Frauen braucht Bestätigung und Beratung. Die echt funktionsgestörte Gruppe profitiert oft von Sexualtherapie.

Das Brücken-Manöver

Sensualitätstraining I und II und nicht-fordernder Koitus finden oft Anwendung in den Anfangsphasen der Therapie für koital anorgastische Frauen. Die wichtigste, auf dieses Problem zugeschnittene Übung jedoch beinhaltet die Kombination von klitoraler Stimulierung und Koitus, eine Technik, die „das Brücken-Manöver" genannt wird. Diese Technik ist indiziert für Frauen, die klitoral ansprechbar sind und beim Koitus nicht zum Orgasmus kommen, dies aber gerne möchten.

Die meisten Frauen, die nur durch klitorale Stimulierung, nicht aber durch Koitus allein orgasmusfähig sind, können zum Höhepunkt kommen, wenn sie klitoral stimuliert werden, während sie den Penis ihres Partners in der Vagina haben. Diese Frauen bevorzugen Koitusstellungen, in denen ihnen eine solche Stimulierung vermittelt werden kann, weil das Orgasmuserleben von ganz besonderer Art und höchst lustvoll ist, wenn sie im Augenblick des Höhepunktes den erigierten Penis in der Vagina haben. Gewohnheitsmäßige Verwendung dieser Technik hat jedoch den Nachteil, für den Mann ermüdend zu sein. Auch führt diese Praxis selten zu echt koital induziertem Orgasmus. Demgegenüber zielt das Brücken-Manöver dahin, die Frau klitoral bis kurz *vor,* nicht hinein in den Orgasmus zu stimulieren und dann die koitalen Beckenbewegungen den Orgasmus-Reflex auslösen zu lassen. Dies ist eine „Brücke" zwischen klitoraler Stimulierung und Koitus.

Klitorale Stimulierung kann durch den Mann oder durch die Frau selbst vermittelt werden, abhängig von der Dynamik des Falles. Wenn kein spezifisches psychologisches Hindernis vorliegt, ist es vorteilhaft, die Frau sich selbst stimulieren zu lassen, zumindest bei den ersten Brückenversuchen. Der Mann wird das weniger ermüdend finden, wenn die Stimulierung lange Zeit braucht. Er erregt sich stärker, wenn er in einer Frau ist, die sich selbst stimuliert. Und schließlich kann sich die Frau oft besser entspannen und auf ihre Lust konzentrieren, wenn sie die Stimulierung steuern kann und sich nicht Sorgen zu machen braucht, daß „sein Arm müde wird", d.h. daß sie abgelehnt wird.

Es gibt verschiedene Stellungen, in denen Koitus mit gleichzeitiger klitoraler Stimulierung bequem kombiniert werden kann. Stimulierung durch die Frau selbst ist praktisch in jeder Koitusposition möglich. Wenn der Mann die klitorale Stimulierung seiner Partnerin übernimmt, so kann er das machen beim Koitus in Seitenlage, wenn er von hinten kommt, wenn er das Glied zwischen den gespreizten Beinen der Frau kniend eingeführt hat oder wenn sie auf ihm reitet. Die Paare werden ermutigt, selbst zu experimentieren. Die wichtigsten Erfordernisse für die beim „Brücken-Manöver" zu verwendenden Stellungen sind freier Zugang zur Klitoris für die stimulierende Hand und Bewegungsfreiheit für die Hüften der Frau, um Stoßbewegungen gegen das Schambein des Mannes ausführen zu können.

Diese Übung sollte erst ausgeführt werden, *nachdem* die Frau vaginaler Empfindungen fähig geworden ist. Methoden, um dies zu erreichen, beinhalten manuelle Stimulierung des reizempfänglichen Scheideneinganges und die im vorigen Abschnitt beschriebenen nicht-fordernden Koitus-Übungen.

Sexuelle Empfindungen in der Vagina haben zwei Quellen: taktile und propriozeptive. Die inneren zwei Drittel der Vagina sind nicht mit Berührungsrezeptoren ausgestattet und praktisch unempfindlich. Der Eingang und das äußere Drittel der Vagina jedoch sind sehr berührungsempfindlich, und zartes Streicheln dieser Bereiche bereitet der sexuell ansprechbaren Frau besondere Lust.

Muskelempfindungen liefern eine weitere Dimension sexueller Sensibilität. Vaginale Muskelkontraktionen können während der stoßenden Koitusbewegungen und während der orgastischen Kontraktionen als intensiv lustvoll erlebt werden. Die im vorigen Abschnitt beschriebenen, langsamen nicht-fordernden Koitusbewegungen in Verbindung mit dem Training der Pubococcygeal-Muskeln fördern das Vaginalempfinden von manchen Frauen, die früher solche Wahrnehmungen abwehrend unterdrückt haben. Wenn das Vaginalempfinden mittels dieser Techniken verbessert worden ist, erleben die Frauen manchmal spontan einen koitalen Orgasmus. Häufiger jedoch geschieht das nicht und man empfiehlt dann das Brücken-Manöver.

Anweisungen für das Brücken-Manöver können folgendermaßen gegeben werden:

„Spielen Sie miteinander, wie Sie es gewohnt sind, bis Sie (der Mann) eine gute Erektion haben und bis Sie (die Frau) sich so weit erregt fühlen, daß Sie sein Glied eingeführt haben möchten. Dann kommen Sie in sie hinein in der und der Stellung – Seitenlage, Frau oben, kniend usw. (Die bevorzugte Stellung sollte mit dem Paar zusammen erkundet und beschrieben werden. Abbildungen sind hier sehr hilfreich.)

Während Sie (der Mann) Ihr Glied eingeführt haben, machen Sie langsame Bewegungen, gerade so rhythmisch und tief, daß Sie Ihre Erektion aufrechterhalten. Wenn Sie ganz aufhören, können Sie Ihre Erektion verlieren. Aber bewegen Sie sich nicht zu heftig. Sie (die Frau) sollten sich auf Ihre Erregung konzentrieren: stimulieren Sie Ihre Klitoris mit Ihrem Finger, so wie Sie es machen, wenn Sie allein sind."

(Es kann auch der Mann angewiesen werden, die Frau zu stimulieren. Dies sollte aber nur geschehen, wenn die Frau leicht orgastisch auf seine Stimulierung reagiert. Auch ein Vibrator kann für das Brücken-Manöver benutzt werden. Er ist ein besonders wirksames Hilfsmittel, die Frau beim Brücken-Manöver in die Nähe des Orgasmus zu bringen. Sein Nachteil liegt nur darin, daß manche Paare etwas gegen dieses mechanische Mittel zur Stimulation während des Koitus haben.)

„Konzentrieren Sie sich auf Ihre Lieblingsphantasie, während Sie stimuliert werden, genau wie Sie es tun, wenn Sie allein sind. Wenn Sie spüren, daß der Orgasmus kommt, stoppen *Sie die Stimulierung und machen Sie aktive Stoßbewegungen*

mit dem Becken. Diese Unterbrechung mag Sie in Ihrer Erregung zurückfallen lassen, d.h. Ihren Orgasmus hemmen, anstatt ihn auszulösen. Damit müssen Sie rechnen. Machen Sie sich nichts daraus. Machen Sie es noch einmal. Halten Sie sich ruhig, mit dem Penis Ihres Mannes in sich, und stimulieren Sie sich bis kurz vor den Orgasmus. Wenn Sie merken, daß Sie kurz davor sind, stop. *Machen Sie rasche und kräftige Stoßbewegungen mit Ihrem Becken gegen seines. Es mag sein, daß Sie das mehrmals wiederholen müssen, bevor es funktioniert. Wenn Sie (der Mann) sich zu stark erregen, um Ihren Orgasmus weiter zurückhalten zu können, lassen Sie ihn kommen. Das ist ganz natürlich. Das kann ein sehr aufregendes Erlebnis sein. Sie können die Brücke wieder versuchen, wenn Sie das nächste Mal Sex haben. Wie finden Sie diese Übung?"*

Reaktionen auf die Brücke

Über die Brücke kommen Frauen häufig zu koitalem Orgasmus-Erleben. Gewöhnlich reagiert das Paar mit Erleichterung und oft geradezu überschwenglicher Begeisterung darauf. Frauen, die nie einen koitalen Orgasmus erlebt haben, fühlen sich oft sehr frustiert und neigen dazu, dieses Erlebnis überzubewerten. Oft fühlen sie sich minderwertiger als Frauen, die beim Geschlechtsverkehr zum Höhepunkt kommen können. Wenn sie sich unsicher fühlen und mangelndes Selbstwertgefühl haben, können sie eine paranoide Abwehr entwickeln und können sogar befürchten, daß ihre Partner sie verlassen, um sich eine Frau zu suchen, die koital orgastisch ist. Und in der Tat können auch Männer emotional heftig auf die koitale Orgasmusunfähigkeit ihrer Frauen reagieren. Zumal unsichere Männer kommen zu der Befürchtung, daß bei ihnen selbst etwas nicht in Ordnung ist, wenn ihre Partnerin nicht „durch ihren Penis" zum Höhepunkt kommt. Oder sie können diese Angst und Unsicherheit auf ihre Partnerin projizieren und dieses sexuelle Reaktionsmuster dahingehend interpretieren, daß sie „krank" ist oder ihre Feindseligkeit so zum Ausdruck bringt.

Aus diesen Gründen wird in unserer Gesellschaft koitaler Orgasmus sehr häufig simuliert. Frauen fällt es leichter, einen Orgasmus vorzutäuschen, als offen ihr klitorales Reaktionsmuster zuzugeben. Wenn eine Frau nach vielen Jahren, in denen sie vorgegeben hat, den Höhepunkt zu erreichen, die Wahrheit gesteht, dann ist dies oft der erste und entscheidende Schritt, therapeutisch Abhilfe zu schaffen.

Das Brücken-Manöver führt so gut wie immer zu koitalem Orgasmus, außer wenn eine Frau spezifische und tief verwurzelte Konflikte in bezug auf das Eindringen in sie hat. Die Brücke führt aber nicht in allen Fällen zu leichtem Erreichen des koitalen Orgasmus. Genaue Daten über das Behandlungsergebnis bei diesem Symptom fehlen. Nach unserer Erfahrung werden etwas weniger als die Hälfte der so behandelten Frauen zunehmend leichter orgastisch beim Geschlechtsverkehr und benötigen schließlich keine klitorale „Bahnung" mehr, um zum Orgasmus zu kommen. Die übrigen haben eine gute, für beide Partner potentiell lustvolle Technik gelernt, um mit dem Penis in ihrer Scheide zum Orgasmus zu kommen. Jedoch brauchen diese Frauen weiterhin ein gewisses Maß an gezielter klitoraler Stimulierung, um zum Höhepunkt zu gelangen.

Wenn eine Frau koital anorgastisch bleibt, braucht das Paar Sexualberatung. Manchmal akzeptieren die beiden diesen Sachverhalt ohne weiteres als ein gutes und normales Reaktionsmuster weiblicher Sexualität. In anderen Fällen müssen tiefsitzende emotionale Haltungen in bezug auf koitalen Orgasmus psychodynamisch durchgearbeitet werden, bevor ein Paar seine sexuellen Interaktionen auf realistischer Grundlage spannungsfrei genießen kann.

Orgasmus ist höchst lustvoll, egal wie er zustande kommt, vorausgesetzt, daß keiner der beiden Partner nicht-koitalen Orgasmus als das „Zweitbeste" ansieht. Ihrer selbst sichere und sich liebende Paare können ein ganz erfülltes Geschlechtsleben haben, auch wenn die Frau klitorale Stimulierung braucht, um zum Höhepunkt zu kommen.

Der sexualtherapeutische Prozeß für weibliche Sexualprobleme besteht nicht allein aus mechanischen Übungen. Er beinhaltet manche durchgreifenden Haltungsänderungen auf seiten der Frau. Sie muß ihre eigenen sexuellen Bedürfnisse und ihr Verlangen nach sexueller Lust als gute Sache akzeptieren lernen – und nicht als Mittel, ihrem Mann zu gefallen. Sie muß die Verantwortung für ihre eigene sexuelle Befriedigung übernehmen, d.h. sie muß sicherstellen, daß sie zureichend stimuliert wird, und darf sich nicht gänzlich auf die Sensibilität und das Entgegenkommen ihres Mannes verlassen. Praktisch bedeutet das, daß eine Frau, die Geschlechtsverkehr immer als Reaktion auf ein Signal ihres Mannes gehabt hat und die überwiegend von sexuellen Bedürfnissen und vom Zeitplan ihres Mannes gesteuert wurde, jetzt in der Frau-oben-Stellung auf ihm sitzt und langsam auf seinem erigierten Penis auf und ab gleitet, *ihren* vaginalen Empfindungen gemäß!

Es ist nicht überraschend, daß der männliche Partner heftig emotional auf diesen Wechsel von Passivität zu Aktivität reagiert. Manche Männer, die ihrer selbst sicher und liebevoll zugewandt sind, freuen sich und sind erleichtert. Andere Männer fühlen sich tief bedroht und verärgert durch die Aktivität und zunehmende Stärke ihrer Frauen. Diese Veränderungen können Ängste mobilisieren, von einer mächtigen Frau gesteuert und beeinträchtigt zu werden. In analytischer Terminologie können alte ödipale und Kastrations-Ängste beim Mann durch die starke Selbstbehauptung der Frau erweckt werden. Manche Männer sind sich dieser Gefühle bewußt und bringen sie offen zum Ausdruck. Andere nicht, werden aber plötzlich impotent oder sexuell uninteressiert.

Ich habe die Erfahrung gemacht, daß der Mann einer zuvor sexuell nicht ansprechbaren oder anorgastischen Frau, die sich nun aktiver an der sexuellen Interaktion beteiligt, dies gewöhnlich akzeptieren kann, wenn er nicht selbst stark gestört ist, und schließlich auch in bezug auf seine eigene Sexualität dadurch profitiert. Für die meisten Menschen beiderlei Geschlechts liegt die größte Befriedigung darin, einen ansprechbaren Partner zu lieben, der sowohl aktiv Stimulierung vermittelt als auch selbst stimuliert werden will – einen, der zärtlich Sex initiiert und der seinen Genuß zum Ausdruck bringt. Jedoch kann das Sexualsystem vorübergehend durch die sexuelle Nach-Reifung der Frau aus den Fugen gebracht werden, und der Therapeut muß dem Paar in der Zeit gegenseitiger Anpassung sorgsame Hilfestellung geben. Aktivität ist zu unterscheiden von Forderung; Initiative von Aggression; ein zart geäußerter Wunsch von Kritik.

Sie: „Ich habe nur gesagt, daß ich es gern hätte, wenn er meine Brüste küssen würde, und da hat er verrückt gespielt."

Er: „Sie stoppt mich immer, wenn ich Liebe machen will. Ich brauche keine Anweisungen."

Therapeut: „Würden Sie (zu ihm) gern wissen, was ihr besonders gefällt?“
Er: „Natürlich.”
Therapeut: „Wie soll sie es Ihnen sagen, ohne Sie zu verletzen? Sagen Sie es ihr – jetzt!”

Die erforderliche Lösung von Sexualproblemen der Frau hat zur Voraussetzung, daß *beide* Partner ohne Schuld-, Scham- oder Angstgefühle ihre Bedürfnisse und Wünsche akzeptieren. Eine negative Einstellung des Mannes, seine Unfähigkeit, die sexuelle Autonomie seiner Frau zu akzeptieren, kann sich als Behinderung ihrer sexuellen Entfaltung erweisen und muß im Verlauf der Therapie bearbeitet und korrigiert werden.

7. Kapitel: Vaginismus

Vaginismus ist eine Störung, bei der Geschlechtsverkehr nicht möglich ist, weil Versuche, in die Vagina einzudringen, eine unwillkürliche spastische Verkrampfung der Vaginalöffnung hervorrufen. Diese Störung ist relativ selten. Sie spricht auf Therapie ausgezeichnet an.

Der wesentliche pathologische Mechanismus bei dieser Störung ist eine bedingte Reaktion der Muskeln, die den Scheideneingang schützen. Offensichtlich sind diese Muskeln leicht auf eine spastische Reaktion zu konditionieren. Der für den Erwerb der vaginistischen Reaktion verantwortliche unbedingte Reiz kann jeder Schmerz in Verbindung mit dem Eindringen des Penis sein. Körperkrankheit, schmerzliche Gefühle sowie bewußte oder unbewußte Angst- oder/und Schuldgefühle, traumatische sexuelle Erlebnisse können mit dem Erwerb und der Aufrechterhaltung des Vaginismus in Verbindung stehen. Manchmal kann der traumatische Ursprung nicht identifiziert werden.

Vaginismus ist zu unterscheiden von körperlich-mechanischen Verlegungen des Vaginaleingangs sowie auch von einfacher phobischer Vermeidung der Peniseinführung. Die Diagnose des Vaginismus kann nur aufgrund einer gynäkologischen Untersuchung gestellt werden.

Behandlungsstrategie

Die Behandlung besteht im wesentlichen in der Löschung der bedingten Vaginalreaktion. Dies wird bewerkstelligt, indem unter entspannten und ruhigen Bedingungen Gegenstände allmählich zunehmender Größe in die Vaginalöffnung eingeführt werden. Wenn die Patientin einen Gegenstand von der Größe eines Phallus ertragen kann, ist sie geheilt.

Dieser unglaublich einfache Behandlungsplan wird kompliziert durch die Tatsache, daß die meisten vaginistischen Frauen nicht nur mit einem einfachen bedingten Reflex, der ihre Scheiden verschließt, in Behandlung kommen. Diese Frauen sind gewöhnlich auch phobisch in bezug auf Geschlechtsverkehr und das Penetriertwerden. Die phobische Vermeidung muß abgebaut werden, bevor der Dekonditionierungs-Teil der Behandlung beginnen kann.

Es gibt verschiedene Techniken zur Behandlung der phobischen Vermeidung von Geschlechtsverkehr. Diese beinhalten: analytische Deutung der unbewußten Elemente, die den irrationalen Ängsten zugrunde liegen, Beruhigung und Ermutigung, die ängstlichen Gefühle auszuhalten und durchzustehen, und das Eindringen trotz dieser Gefühle zu versuchen, und Verhaltenstechniken wie systematische Desensibilisierung und Hypnose. Im allgemeinen verwende ich eine Mischung aus analytischen und abstützenden Methoden. Ich versuche, den Ursprung oder das Trauma zu erkunden, die den Vaginismus entstehen ließen, und arbeite die emotionalen Reaktionen darauf durch. Ich gehe rasch von den Entstehungsbedingungen weiter zu den hier und jetzt vorfindbaren Auswirkungen des Problems und unterstütze die konstruktiven und rationalen Anstrengungen der Patientin zu deren Überwindung. Andere jedoch haben direktere verhaltenstherapeutische Ansätze mit guten Ergebnissen verwendet.

In-vivo-Desensibilisierung durch Einführungsübungen beginnt erst, nachdem die phobische Vermeidung vaginalen Eindringens vermindert worden ist und nachdem die Ambivalenz der Patientin gegenüber Geschlechtsverkehr so weit gelöst worden ist, daß sie relativ konfliktfrei in bezug auf das Verfahren ist. Kliniker verwenden eine Vielzahl von Gegenständen, die zur Dekonditionierung in die Scheide eingeführt werden. Manche empfehlen Glaskatheter zunehmender Dicke, andere verwenden Gummi und wieder andere einen Tampon. Für den Zweck der Dekonditionierung ist die Art des Gegenstandes unwichtig. Ich verwende den Finger der Patientin und ihres Partners nur deswegen, weil ich gefunden habe, daß dies für die Patientinnen emotional am besten annehmbar ist und deshalb weniger leicht als künstliche Gegenstände Therapiewiderstände mobilisiert.

Verfahrensweise

Die Patientin wird aufgefordert, ihre Vaginalöffnung mit einem Spiegel zu betrachten, wenn sie für sich allein ist. Man läßt sie ihren Zeigefinger an die Vaginalöffnung führen und spüren, wie es sich anfühlt, ihre Fingerspitze in die Vaginalöffnung einzuführen. Diese Gefühle und ihre Bedeutung werden in der folgenden Therapiesitzung eingehend besprochen. Eine zusätzliche Erörterung aller Träume und Phantasien, die die Patientin in dieser Zeit vielleicht hat, hilft oft bei der Aufdeckung und Auflösung von unbewußten Kräften, die in manchen Fällen zur Aufrechterhaltung des bedingten Reflexes beitragen.

Sobald die Patientin eine Fingerspitze einführen kann, läßt man sie beim nächsten Mal ihren ganzen Finger einführen. Dann zwei Finger. Manchmal wird sie dann angewiesen, einen Tampon ohne Entfernung der Hülle in die Vaginalöffnung einzuführen und ihn dort zu belassen für einige Stunden oder bis sie ihn ganz bequem vertragen kann. Der Therapeut kann den Dekonditionierungsprozeß erleichtern, indem er die Patientin darauf vorbereitet, daß sie Gefühle von Angst oder Verspannung, aber *keinen* Schmerz zu erwarten hat, wenn sie einen Gegenstand in ihre Scheide einführt. Daß aber weder die Angst noch die Verspannung zunehmen werden. Daß im Gegenteil, wenn sie diese Gefühle für kurze Zeit ertragen kann, sie schwinden werden und die Patientin sich bald vollkommen lokker während der Einführung fühlen wird.

Nachdem die Frau bequem die Einführung ihrer Finger und/oder eines Tampons vertragen kann, wird der Partner in das Verfahren einbezogen. Er wird jetzt aufgefordert, die Vaginalöffnung der Frau bei hellem Licht zu betrachten. Dann wiederholt er das Verfahren, das sie zuvor bei sich durchgeführt hat. Zuerst führt er seine Fingerspitze in die Vaginalöffnung ein. Dann läßt er, während sie seine Hand führt und steuert, den ganzen Finger in die Vagina gleiten. Anfangs hält er ihn dort ruhig. Danach bewegt er ihn zart rein und raus – tut dasselbe mit zwei Fingern. Dabei wird der Frau versichert, daß *kein* Versuch des Eindringens mit dem Penis gemacht werden wird. Wenn der Partner sich während des Vaginalspiels erregt, wird das Paar zu sexuellen Aktivitäten angeleitet, die ihm zu seinem extravaginalen Orgasmus verhelfen.

Wichtig ist die Situation des ersten Eindringens mit dem Penis. Zuvor verständigt sich das Paar darüber. Der Partner befeuchtet seinen erigierten Penis und dringt ein, während sie ihn führt. Er beläßt seinen Penis ruhig für einige Minuten in der Vagina, ohne zu stoßen, und zieht ihn dann zurück. In diesem Zusammenhang kann das Paar sich extravaginalen Formen von Sex hingeben oder darauf verzichten.

Nach dem ersten Eindringen, behutsamen Stoßen des Mannes und, danach, Gegenstoßen der Frau stellt sich der Orgasmus im allgemeinen rasch ein.

Reaktionen

Bei manchen Frauen ist Desensibilisierung relativ leicht durchzuführen, während andere extrem ängstlich reagieren. Es handelt sich meist um Erwartungsangst, die gewöhnlich am stärksten ausgeprägt unmittelbar vor dem Eindringen des Penis ist. Nachdem das Eindringen vollzogen ist, kommt es gewöhnlich zu einem drastischen Abklingen der Angst.

Das positive Ergebnis der Behandlung durch Dekonditionierung der spastischen Vaginalreaktion ist geradezu durchschlagend unter der Voraussetzung, daß das Paar die Behandlung vollständig durchläuft. Es gibt jedoch sehr unterschiedliche Ergebnisse nach Maßgabe der sexuellen Funktionsfähigkeit des Paares, nachdem das Eindringen möglich wird. Es überrascht viele, daß vaginistische Frauen im allgemeinen ganz reaktionsfähig und auch auf klitorale Stimulation leicht orgastisch sind. Bei den meisten Frauen bleibt diese gute Reaktion erhalten, nachdem sie zu Geschlechtsverkehr fähig geworden sind. Manche werden sogar ziemlich rasch koital orgastisch. Für sie kann die Behandlung beendet werden. In anderen Fällen läßt die erfolgreiche Behandlung des Vaginismus andere Sexualprobleme bei der Frau und/oder Erektions- und/oder Ejakulationsstörungen beim Partner zum Vorschein kommen. Wenn dies der Fall ist, ist weitere Therapie nötig, bevor das Paar sich guter sexueller Funktion erfreuen kann.

8. Kapitel: Impotenz – Erektionsstörungen

Die Erektion ist ein neurovaskulärer Reflex, der abhängig ist von normalen Hormonverhältnissen, normaler anatomischer Struktur des Penis, zureichender Blutversorgung und einem intakten und gut funktionierenden nervösen Apparat. Probleme im Bereich einer dieser Komponenten können Potenzstörungen auf körperlicher Grundlage verursachen. Jedoch ist Impotenz zu schätzungsweise 85% rein psychogen bedingt. Das ist nicht überraschend. Denn auch bei körperlicher Intaktheit des Geschlechtsapparates sind die für die Erektion verantwortlichen autonomen Gefäßreflexe labil und anfällig gegenüber Störungen durch unbewußte Konflikte und durch emotionale Erregung, vor allem Angst und Furcht. Wenn ein Mann bei der Liebe nicht in ruhiger emotionaler Verfassung und konfliktfrei ist, sind seine Erektionsreflexe beeinträchtigt.

In der Vergangenheit wurde angenommen, daß psychogene Impotenz immer das Produkt tiefliegender neurotischer Konflikte mit der Sexualität ist. Nach der psychoanalytischen Theorie waren insbesondere unbewußte Verletzungs-(Kastrations-)Ängste aufgrund mangelhaft verarbeiteter ödipaler Probleme die Hauptursache der psychogenen Impotenz. In neuerer Zeit richtet sich die Aufmerksamkeit auf die dyadischen, partnerschaftlichen Ursachen von Erektionsschwierigkeiten und es wurde vermutet, daß unbewußte Störungen in der ehelichen oder Liebesbeziehung, zumal Machtkämpfe, Enttäuschungen und gegenseitige kindliche Übertragungen, auch zu Erektionsproblemen führen können.

Potenzstörungen können verursacht werden und werden verursacht sowohl von unbewußten und individualspezifischen Konflikten als auch von Partnerkonflikten. Solche Konflikte werden leicht mobilisiert, wenn ein Mann sexuelle Aktivitäten aufnimmt. Viele Erektionsstörungen jedoch, die wir in der klinischen Praxis sehen, werden bewirkt durch einfachere, leichter korrigierbare emotionale Faktoren. Diese beinhalten Leistungsangst, Furcht vor Zurückweisung durch die Frau, vorwegnehmende Erwartung von Impotenz aufgrund einer zurückliegenden episodischen Erektionsschwäche, eingeengte Besorgtheit hinsichtlich der Befriedigung der Frau und kulturell induzierte Schuldgefühle in bezug auf sexuellen Genuß.

Diese Sorgen können ebenso wie tiefer liegende Ängste den Mann bei der Liebe beeinträchtigen und ihn hindern, sich dem sexuellen Erleben hinzugeben. Hingabe ohne Beeinträchtigung durch Angst oder Angstabwehr ist eine notwendige Bedingung für das ungestörte Funktionieren der Erektionsreflexe.

Potenzstörungen, die von solchen einfacheren Vorgängen herrühren, sind in hohem Maße der Sexualtherapie zugänglich, die immer versucht, zu humanisieren und zu entmystifizieren und die Angst zu vermindern, die die sexuelle Partnerbeziehung beeinträchtigt. Auf diese Art wird sexuelle Hingabe ermöglicht und die Potenz wiederhergestellt.

Behandlungsstrategie

Folgende Grundsequenz wird in der aktiven Kurzbehandlung der Erektionsstörung verwendet:

1. Sexuelles Lustempfinden ohne Erektion
2. Erektion ohne Orgasmus
3. Extravaginaler Orgasmus
4. Einführung ohne Orgasmus
5. Koitus

Die klinische Situation jedes impotenten Patienten muß individuell gewertet werden, um die genaue Ursache der pathogenen Angst und Angstabwehr beim Liebesspiel zu bestimmen. Aufgrund dieser Daten kann die Sexualsituation umstrukturiert werden, so daß so viele dieser angstauslösenden Faktoren wie möglich ausgeschaltet werden können. Manche Sexualtherapeuten strukturieren die Aufgaben nicht auf individueller Grundlage, sondern beginnen die Behandlung routinemäßig mit den Sensualitätsübungen I und II. Es gibt gute Gründe für ein solches Vorgehen, weil diese Übungen geeignet sind, die meisten Ängste zu beseitigen, die im Normalfall wirksam sind. Das Koitus- und Orgasmus-Verbot beseitigt Leistungsängste. Ebenso die Anweisung des Therapeuten, das wechselseitige Vermitteln und Empfangen von lustvollen Empfindungen an die Stelle des zielorientierten Erbringens einer Leistung treten zu lassen. Das Sich-Abwechseln beseitigt auch den Druck, der dadurch entsteht, daß die Reaktion des Mannes abhängig von der der Frau gemacht wird. Im allgemeinen bekommt der Mann Spontanerektionen während der Sensualitätsübungen II. Sie mögen zurückgehen und wiederkommen. Dieses Erlebnis vermittelt dem Paar äußerst wichtige Erfahrungen, die vom Therapeuten verdeutlicht werden sollten:

1. In entspannter Verfassung treten Erektionen auf, d.h. der Apparat ist in Ordnung.

2. Wenn eine Erektion schwindet, ist sie nicht für immer verloren. Sie stellt sich wieder ein als Reaktion auf zarte Stimulierung. Erektionen kommen und gehen normalerweise im Verlauf ausgedehnten Liebesspiels, außer in sehr jugendlichem Alter, in dem sie längere Zeit anhalten können.

Squeeze-Technik

Um einem ängstlichen Mann das Erlebnis zu vermitteln, daß er eine verlorene Erektion wiedergewinnen kann, verwenden wir manchmal die Squeeze-(Druck-, Quetsch-)Technik, die von Masters und Johnson beschrieben wurde. Nachdem sich eine Erektion eingestellt hat, drückt die Frau den Penis gerade unterhalb der Eichel mit soviel Kraftanwendung zusammen, daß die Erektion schwindet. Im allgemeinen tut das nicht weh, aber die Erektion schwindet zu einem Drittel bis zur Hälfte, wahrscheinlich auf reflektorischer Grundlage. Auf diese Art verlorene Erektionen kehren auf zarte Stimulierung rasch zurück. Mehrere Wiederholungen dieses Verfahrens genügen im allgemeinen, um dem Paar die Angst vor Verlust der Erektion zu nehmen.

Variationen der Stimulierung

Wir beginnen auch oft mit den Sensualitätsübungen I und II, tun das aber nicht routinemäßig. Manche Männer werden gehemmt durch längeres zärtliches Vorspiel.

Wenn die Sexualanamnese zeigt, daß der Mann in gewissen Situationen relativ potent ist, dann beginnen wir mit diesen. Z.B. haben manche Männer mit Erektionsschwierigkeiten ausgezeichnete Erektionen, wenn sie mit einer Frau schmusen, solange sie angezogen sind. In einem solchen Fall beginnen wir die Behandlung damit, daß wir den Mann das Liebesspiel in bekleidetem Zustand beginnen lassen. Geschlechtsverkehr ist ihm nicht erlaubt, aber seine Partnerin stimuliert seinen Penis durch die Hose. In einer späteren Phase der Behandlung kann sie seinen Reißverschluß öffnen und mit seinem Penis spielen, während er noch seine Hose anbehält.

Wir nutzen auch den am Morgen hohen Blut-Androgenspiegel und die Morgen-Erektionen aus. Wenn ein Mann berichtet, daß er morgens die stärkste sexuelle Erregung verspürt und daß er meist mit morgendlichen Erektionen aufwacht, empfehlen wir Sensualitätsübungen II für die frühen Morgenstunden.

Mitunter verordnen wir ein Gleitmittel. Dieses verwendet die Partnerin bei der Stimulierung des Penis oder er stimuliert sich selbst in Gegenwart seiner Partnerin. Dies ist eine sehr sinnliche und erregende Technik, mit der es nur selten nicht gelingt, eine Erektion herbeizuführen.

In dieser Behandlungsphase wird auch häufig Stimulierung mit dem Mund verwendet. Für viele Männer ist dies die erregendste Form sexueller Aktivität und führt leicht zu einer Erektion. Natürlich kann oraler Sex nur gemacht werden, wenn die Frau dazu bereit ist und sich nicht davor ekelt.

Während der Stimulierung, auf welche Art auch immer sie geschieht, muß der Mann von seiner zwanghaften Selbstbeobachtung loskommen, sich zu vergewissern, ob er eine Erektion bekommt oder, wenn das der Fall ist, wie ausgeprägt sie ist.

Wenn die genannten Techniken den Mann nicht angstfrei werden lassen, wird er angewiesen, sich lebhaften erotischen Phantasien hinzugeben, während er Stimulierung empfängt. Ablenkung von Angst und von zwanghafter Angstabwehr durch erotische Phantasien hat einen wichtigen Stellenwert in der Sexualtherapie. Erotische Phantasien sind eine ideale Abwehr gegen Angst und erleichtern zur gleichen Zeit die sexuelle Reaktion. Mit dem Gebrauch der Phantasie muß jedoch mit therapeutischer Sensibilität umgegangen werden. Paare reagieren oft stark emotional auf die eigenen erotischen Phantasien und/oder die des Partners. Sie haben Schuld- und Schamgefühle; sie fürchten, daß deren Inhalt „abnorm und krankhaft" ist; sie sind eifersüchtig und/oder haben Schuldgefühle, daß jemand anderer oder etwas anderes während des Geschlechtsaktes vorgestellt wird, der doch miteinander vollzogen werden sollte.

Wenn solche emotionalen Einstellungen nicht zu stark ausgeprägt sind und nicht tief in der Psychopathologie des Paares wurzeln, erleichtert eine offene Erörterung der Phantasien beider Partner rasch die Schuldgefühle und fördert Nähe zwischen den Partnern sowie Intimität und sexuelles Lustempfinden.

Mitunter jedoch ist das eine schwierige und heikle Angelegenheit. Eine selbstunsichere Frau kann sehr heftig eifersüchtig reagieren, wenn sie erfährt, daß der Partner sich Mundverkehr mit einer fremden jungen Frau vorstellt, während er sie liebt. Eine solche Reaktion muß auf einer tieferen Ebene bearbeitet werden, die über die engen Grenzen einer strikt symptomorientierten Behandlung hinausgeht. Eine negative Reaktion auf Phantasien zwingt zur Bearbeitung des unsicheren Selbstwertgefühls der Partnerin und zur Analyse ihres negativen Selbstbildes, in dem ihre Unfähigkeit wurzelt, die normalen Phantasien ihres Partners zu akzeptieren.

Reaktionen

Die Kombination intensiver erotischer Stimulierung mit der Aufhebung von Leistungsanforderungen bewirkt häufig Erektionen innerhalb weniger Tage. Manche Männer sind beunruhigt dadurch, daß sie während dieser Zeit nicht ejakulieren „dürfen", aber das behindert die Therapie nicht wesentlich. Es gibt jedoch Männer, die auf diese Verfahren nicht ansprechen. In solchen Fällen kann eine psychodynamische Analyse der Ängste, Konflikte und Partnerprobleme versucht werden. Hier steht jedoch die Impotenz wahrscheinlich in unmittelbarer Beziehung zu tiefsitzenden innerseelischen und/oder partnerschaftlichen Störungen, und solche Patienten sind im allgemeinen Kurzbehandlungsverfahren nicht zugänglich. Wenn ein Mann auf Verhaltensanweisungen für die Erregung von Erektionen ohne Orgasmen nicht anspricht, so ist seine Prognose für die Sexualtherapie schlecht.

Extravaginaler Orgasmus

Nachdem der Mann Vertrauen gewonnen hat, daß er Erektionen haben kann, geht die Therapie weiter zu Orgasmen, die durch Stimulierung mit der Hand und/oder dem Mund erzielt werden. Das Verfahren ist das gleiche wie vorher, außer daß er ejakulieren darf, wenn ihm danach zumute ist.

Manche Frauen von impotenten Männern sind unfähig oder nicht willens, durch Klitoris-Stimulierung zum Höhepunkt zu kommen und fordern Geschlechtsverkehr als einziges Mittel zu ihrer Befriedigung. Diese Forderung setzt den Mann unter großen Streß, da er eine Leistung mittels einer Erektion erbringen muß, wenn seine Frau nicht unbefriedigt bleiben soll. Wir versuchen, sie dazu zu bewegen, extravaginalen Orgasmus als alternative Befriedigungsform zu akzeptieren. Dies kann beträchtliche therapeutische Arbeit beinhalten. Aber es ist ein überaus wichtiger therapeutischer Aspekt, der dem Mann das Gefühl von Druck und Leistungsangst nimmt. Er kann seiner Frau jetzt Lustempfindungen verschaffen mit Händen oder Mund, die er willentlich steuern kann. Sie ist nicht länger abhängig von einem steifen Penis, der mit dem Willen nicht zu beeinflussen ist. Sie wird sich nicht länger zurückgewiesen fühlen, wenn sein Penis nicht steif wird. Und er andererseits wird nicht länger Zurückweisung durch sie empfinden, wenn er sie zum Orgasmus bringen kann und keine Erektion produzieren muß, um zu „beweisen", daß er sie liebt und daß er ein „richtiger Mann" ist.

Einführung ohne Orgasmus

Bevor richtiger Koitus bis zum Orgasmus durchgeführt wird, ist es ratsam, Verweilen des Penis in der Vagina zu „üben". Das Paar wird angewiesen, sein Liebesspiel auf die gleiche Art zu praktizieren, die bis jetzt zu Erektionen geführt hat. Wenn die Erektion stabil ist, führt der Mann sein Glied für kurze Zeit in die Scheide ein. Er darf sich ein paarmal bewegen, aber nicht in die Vagina ejakulieren. Der Orgasmus hat außerhalb der Vagina wie zuvor zu erfolgen, nachdem er das Glied herausgezogen hat. In manchen Fällen sollte die Einführung vom Mann kontrolliert werden, d.h. er dringt ein und zieht heraus, wenn ihm danach zumute ist. In anderen Fällen ist es weniger angsterzeugend und erregender für den Mann, wenn seine Partnerin sich seines Penis „bedient". In der Stellung Frau-oben spielt sie mit seinem Penis, bis er eine gute Erektion hat. Dann führt sie seinen Penis in ihre Scheide ein. Sie bewegt sich einige Male, läßt den Penis wieder heraus und spielt wieder mit ihm. Dieses Verfahren kann einige Male wiederholt werden. Wieder sollte die Ejakulation in dieser Therapiephase extravaginal erfolgen.

Koitus

Die erste Koituserfahrung kann einige Angst hervorrufen und sollte daher so strukturiert werden, daß sie soviel Sicherheit und Erregung wie möglich bereitet.

Der Mann hat sich im wesentlichen passiv zu verhalten. Er wird angewiesen zu Liebesspiel der gleichen Art wie im vorangehenden Abschnitt „Einführung ohne Orgasmus" beschrieben. Es wird ihm gesagt, daß er jetzt in der Vagina ejakulieren darf, wenn ihm danach zumute ist. Wenn das nicht der Fall ist und er irgendwelche Zweifel hinsichtlich seiner Funktionsfähigkeit hat, muß er das Glied herausziehen und seinen Orgasmus außerhalb der Scheide haben oder, in anderen Fällen, auf Orgasmus überhaupt verzichten.

In Gegenwart seiner Partnerin, deren Gefühle in diesem Punkt von ausschlaggebender Bedeutung sind, wird er angewiesen, „egoistisch" zu sein. Um zu funktionieren, muß er sich erlauben, sich seinen Gefühlen und Empfindungen hinzugeben, ohne sich um die Partnerin zu kümmern – jedenfalls für den Augenblick. Sein „Egoismus" ist zeitlich begrenzt, denn wenn sich seine Partnerin nicht durch seine spontane Erregung und seinen Orgasmusdrang befriedigt fühlt, kann er sie durch einen klitoral herbeigeführten Orgasmus befriedigen, nachdem er ejakuliert hat.

Er wird angehalten, sich seiner Phantasie zu bedienen und sich so heftig oder langsam wie er will zu bewegen oder jede Stellung oder Technik zu verwenden, die ihm die meiste Sicherheit und Erregung vermittelt. Alle diese Maßnahmen sind zeitlich befristet und sind nicht mehr nötig, wenn koitale Sicherheit gewonnen ist. Wenn jedoch in Zukunft wieder einmal Angst auftritt, die seine Erektionsreaktion beeinträchtigt, kann sich der Mann der in der Sexualtherapie gelernten Techniken bedienen, um sich über seine Schwierigkeiten hinwegzuhelfen.

Reaktionen

Die rasche Behebung der Impotenz bzw. die rasche Behebung von sexuellen Funktionsstörungen überhaupt führt zu Erleichterung und Freude bei dem unter diesem Symptom leidenden Patienten. Wenn jedoch gelegentlich das Symptom eine unbewußte Abwehrfunktion erfüllt hat, kann es mit Wiederherstellung der sexuellen Funktion zu Angst oder Depression kommen. Es ist darüber hinaus festzustellen, daß die Partnerin noch ausgeprägter emotional auf die plötzlich neu erstandene Potenz des Mannes reagieren kann. Sie kann auch gemischte Gefühle haben.

Manche Frauen freuen sich uneingeschränkt über die Besserung ihres Partners und zeigen das mit Worten und Taten. Andere jedoch fühlen sich bedroht. Sie mögen ihre Angst verbalisieren oder als unerklärliche depressive oder ängstliche Verstimmung zum Ausdruck bringen. Wieder andere reagieren ihren Konflikt aus und behindern unbewußt den Behandlungsverlauf ihres Partners.

Das Sabotieren der Behandlung und der sexuellen Funktionsfähigkeit des Partners kann viele subtile Formen haben. Es kann so andeutungsweise geschehen wie im Verlust des Interesses, im Mangel an Wärme und Ermutigung, in subtil kritischer Haltung dem Partner gegenüber. Diese Haltungen treten gewöhnlich während der therapeutischen Sitzungen in Erscheinung. Die Haltung der Frau kann sich verändern von einer unterstützend-haltgebenden zu immer größer werdender Distanzierung oder zu einer fordernden Haltung. Oder der Widerstand der Frau kann ganz offen in Erscheinung treten. Sie kann ängstlich oder depressiv werden, stark zu trinken anfangen und/oder sich beklagen, daß die Übungen anstrengend, langweilig und mechanisch sind. Sie kann eine offen kritische Haltung einnehmen. Bei einem meiner Fälle begann die Frau eine außereheliche Beziehung genau zu dem Zeitpunkt, als ihr Mann gute Erektionen zu haben begann.

Die Ursprünge negativer Partnerreaktionen auf die rasche sexuelle Besserung des Mannes liegen oft in unbewußter Feindseligkeit ihm gegenüber und noch häufiger in der unbewußten Angst, ihn jetzt, wo er potent und männlich ist, zu verlieren. Manche Menschen haben psychologische Investitionen in die Schwächen ihrer Partner gemacht. Solche Frauen hegen in sich tiefe Unsicherheitsgefühle. Unbewußt glauben sie, „Ich bin nicht sehr attraktiv. Er bleibt nur bei mir, weil er von mir abhängig ist, da ich seine Impotenz toleriere. Jetzt, wo er wieder funktioniert, wird er mich verlassen und eine Frau finden, die attraktiver ist und besser zu ihm paßt." Das Resultat solcher unbewußten Angst kann die subtile oder offene Sabotage der Therapie sein. Sexualtherapie ist nicht vollständig, solange nicht solche Konflikte ausreichend bearbeitet und dem Partner Sicherheit und Bestätigung vermittelt worden sind. Bei einem unglücklichen und geängstigten Partner kann man nicht erwarten, daß die „Heilung" einer Potenzstörung stabil bleibt. Die Rückfallwahrscheinlichkeit ist hoch, solange die Probleme beider Sexualpartner nicht durchgearbeitet worden sind und eine gewisse emotionale Stabilität erreicht ist.

9. Kapitel: Ejakulationshemmung – übermäßige Kontrolle der Ejakulation

Ejakulationshemmung ist eine unwillkürliche Hemmung des männlichen Orgasmusreflexes. Physiologisch entspricht diese Störung der weiblichen Anorgasmie. Der ejakulationsgehemmte Mann kann sexuelle Erregung erleben und gute Erektionen haben, aber obwohl er Stimulation in ausreichendem Maß erhält, hat er die Schwierigkeit, den Ejakulationsreflex freizusetzen. Schwere Formen von Ejakulationshemmung – z.B. daß überhaupt noch nie, auch nicht bei Masturbation, ejakuliert werden konnte – sind glücklicherweise selten; diese extreme Form der Hemmung ist schwer zu behandeln. In ihren leichteren Formen ist die Ejakulationshemmung relativ weit verbreitet und hat sexualtherapeutisch eine ausgezeichnete Prognose. Bei mittelschweren Formen dieser Störung kann der Mann nur wenn er allein ist durch Masturbation zur Ejakulation kommen. Männer, die unter weniger ausgeprägten Hemmungen leiden, können in Gegenwart ihrer Partnerinnen zum Höhepunkt kommen, aber nur durch manuelle und/oder orale Stimulation. Sie können nicht in die Vagina ejakulieren. Noch leichtere Formen sind situationsbedingt, und manche Männer brauchen nur extrem viel Zeit und koitale Stimulation, um zur Ejakulation zu kommen.

In ihrer Pathogenese ähnelt die Ejakulationshemmung der Obstipation, dem Globus hystericus (einer Schluckhemmung) und gewissen Störungen des Wasserlassens. Defäkation, Schlucken, Urinieren und Ejakulation beruhen alle auf vegetativen Reflexen, die normalerweise unter willkürliche Kontrolle gebracht werden. Wenn der Mensch emotional erregt ist oder von einem seelischen Konflikt beherrscht wird, kann es zu einer unwillkürlichen Abwehrreaktion in Form einer Hemmung des betreffenden Reflexes kommen. Die Abwehrreaktion beinhaltet eine überschießende Kontrolle und damit die Unfähigkeit, den Reflex von kortikaler Kontrolle freizusetzen.

Die Ursache des unbewußten Konfliktes und/oder die Art der emotionalen Grundverfassung scheint unspezifisch zu sein. Es ist nämlich bisher nicht möglich gewesen, eine spezifische psychodynamische Konstellation zu identifizieren, die Ejakulationsunfähigkeit von Impotenz unterscheidet. Dieselben tief unbewußten Kastrationsängste und mehr an der Oberfläche liegenden Leistungsängste, wie auch Ängste in bezug auf die Hingabe an den Partner, führen zu Erektionsschwierigkeiten bei dem einen Mann und zu Ejakulationshemmung bei einem anderen. Die Konflikte sind anscheinend die gleichen, aber die *Abwehrmechanismen* sind unterschiedlich. Der Ejakulationsgehemmte neigt unbewußt zum „Zurückhalten", d.h. er vermeidet Angst durch Ausübung von Kontrolle, während der impotente Mann sich von Angst überfluten läßt, die dann seine Erektion lähmt.

Die im Zeitaufwand befristete, aktive Sexualtherapie bei Ejakulationshemmung zielt auf *Ablenkung* des Mannes von seinem überschießenden Kontrollbedürfnis, so daß sich seine Orgasmusreflexe ungehindert entladen können. Oft funktioniert diese Strategie sehr gut. In anderen Fällen müssen Grundkonflikte zumindest ansatzweise klargestellt und aufgearbeitet werden, bevor der Patient sich genügend entspannen kann, um sich eine solche Ablenkung erlauben zu können. Bei diesen Patienten ist die Beziehung zur Partnerin ein sehr wichtiger Faktor der Angst und der ejakulationshemmenden Angstabwehr. Gründliche Aufarbeitung unbewußter Beziehungskonflikte ist meist nötig, um dem Patienten Entspannung und lustvolle Orgasmusfähigkeit zu ermöglichen.

Behandlungsstrategie

Die Therapie der Ejakulationshemmung wird von zwei Grundprinzipien geleitet (die dem Behandlungsplan der Anorgasmie bei Frauen entsprechen):

1. In-vivo-Desensibilisierung in Richtung auf intravaginale Ejakulation (d.h. Desensibilisierung in Gegenwart der Partnerin);
2. Stimulierung mit gleichzeitiger Ablenkung.

Progressive Desensibilisierung

Die meisten ejakulationsgehemmten Männer können unter bestimmten Bedingungen ejakulieren. Daher besteht die Hauptstrategie der Behandlung darin, die Ejakulationsreaktion des Patienten allmählich in Richtung auf das angestrebte Ziel des koitalen Ejakulationsvermögens zu modifizieren. Mit diesem Prinzip vor Augen werden die Techniken strukturiert, wobei die Verhaltensanweisungen auf den individuellen Fall zugeschnitten sein müssen.

Es kann z.B. sein, daß ein Patient nur dann ejakulations- bzw. orgasmusfähig ist, wenn er allein und seine Partnerin außer Haus ist. Er masturbiert mit Hilfe eines Gleitmittels und der Phantasie, von einer anonymen Frau oral stimuliert zu werden. Wenn er mit seiner eigenen Frau zu schlafen versucht, hat er Lust auf sie, eine gute Erektion, Geschlechtsverkehr: er befriedigt sie, aber er selbst kommt nicht zum Orgasmus, auch wenn der Koitus eine Stunde dauert. Seine Erektion schwindet langsam und er gibt schließlich auf.

Was sich abspielt, wird offen mit beiden Partnern besprochen. Die erste Verhaltensanweisung in diesem Fall könnte sein, daß er in seiner gewohnten Weise und mit seiner gewohnten Phantasie hinter verschlossenen Türen masturbiert, wenn seine Partnerin woanders ist. Nach ein paar Tagen tut er das gleiche, wenn seine Partnerin nebenan ist. Und dann, während sie im gleichen Raum ist wie er. Später schlafen sie zusammen, und wenn sie befriedigt ist, geht er in einen anderen Raum, um bis zum Orgasmus zu masturbieren. Diese Abfolge bringt heterosexuellen Akt und Orgasmus in Verbindung miteinander. Ein wesentlicher Behandlungserfolg ist erzielt, wenn der Patient von seiner Partnerin manuell zum Orgasmus stimuliert werden kann. Jetzt ist sie es, die das Gleitmittel verwendet, um ihn zu stimulieren. Er wird angewiesen, sich seinen Phantasien hinzugeben, während er stimuliert wird. Der Inhalt dieser Phantasien mag unausgesprochen bleiben oder im sexuellen Miteinander zur Sprache kommen. In jedem Fall steht sexuelles Phantasieren im Dienst des wichtigen therapeutischen Prinzips, während der Stimulierung von kontrollierender Selbstbeobachtung abzulenken.

Wenn der Patient von seiner Partnerin manuell zum Orgasmus gebracht werden kann, darf er sich für die nächste Zeit nicht mehr selbst durch Masturbation zum Orgasmus bringen. Er darf jetzt nur in Gegenwart und unter Beteiligung seiner Partnerin ejakulieren. Der nächste Schritt ist dann die Ejakulation in immer größerer Nähe der Vagina.

Wenn es der Partnerin gelungen ist, den Patienten regelmäßig durch manuelle Stimulation zum Orgasmus zu bringen, wendet sie das *Brücken-Manöver* bei ihm in der gleichen Weise an, wie es für die koitusbegleitende Stimulierung der anorgastischen Frau beschrieben wurde. Zunächst stimuliert sie ihn unter Verwendung eines Gleitmittels bis in die Nähe eines Orgasmus. Dann führt er sein Glied ein. Sie stimuliert Schaft und Wurzel seines Penis weiter, während er sich in ihr bewegt. Das geht leicht und bequem, wenn sie unten liegt und von hinten zwischen ihren eigenen Beinen hindurch seinen Penis ergreift. Noch besser geht es, wenn er von hinten kommt und sie, entweder in Knie-Ellenbogen-Position oder auf der Seite liegend, seinen Bauch an ihrem Rücken, freien Zugang zu seinen Geschlechtsteilen hat, soweit sie sich nicht in ihrer Vagina befinden.

Wenn der Mann durch Kombination von manueller und vaginaler Stimulation in starke Erregung gebracht worden ist, signalisiert er, wenn sein Orgasmus unmittelbar bevorsteht. Sie nimmt dann ihre Hand weg und beide versuchen, durch Koitusbewegungen allein seinen Orgasmus zur Auslösung zu bringen. Eine Koitusstellung, in der die Frau ihre Schenkel dicht geschlossen hält, erhöht die Reibung des Penis und ist in dieser Phase therapeutischer Sexualübungen manchmal von Nutzen.

Stimulierung und Ablenkung

Das entscheidende Leitprinzip der Behandlung sowohl der Ejakulationshemmung beim Mann als auch der Orgasmushemmung bei der Frau ist die intensive körperliche Stimulierung bei gleichzeitiger Ablenkung von zwanghaften Selbstbeobachtungstendenzen, die sich immer sexuell destruktiv auswirken. Es wurde schon erwähnt, daß Hingabe an erotische Phantasien bei gleichzeitiger genitaler Stimulierung eine ideale Methode zur Auslösung des Orgasmusreflexes ist. Manche Patienten jedoch brauchen stärkere oder handfestere Ablenkung, weil sie außerstande sind, sich ihren Vorstellungen und Phantasien hinzugeben. In solchen Fällen kann man dem Patienten raten, während der Stimulierung erotische Literatur zu lesen oder sexuell erregende Bilder zu betrachten. So hatte z.B. eine Frau ihren ersten Orgasmus beim Lesen eines erotischen Romans, während sie sich mit einem Vibrator stimulierte.

Unvollständig (partiell) gehemmte Ejakulation

Es gibt ein seltenes Syndrom, das in die Kategorie der gehemmten Ejakulation gehört – die unvollständig oder partiell gehemmte Ejakulation. Bei diesem Syndrom ist nur eine Phase, die ejakulatorische Komponente der Orgasmusreaktion, gehemmt, während die andere Komponente des männlichen Orgasmus, die Emission, nicht beeinträchtigt ist. Der männliche Orgasmus besteht zunächst aus der Emission, einer sympathisch vermittelten unwillkürlichen Kontraktion von Samenleitern, Prostata und Samenblasen. Diese sammelt das Ejakulat im hinteren Abschnitt der Harnröhre. Die Emission wird ohne Lustempfinden wahrgenommen als „Gefühl der Unvermeidbarkeit der Ejakulation". Die Ejakulation selbst – die zweite Komponente des männlichen Orgasmus – folgt unmittelbar darauf. Sie besteht aus rhythmischen Kontraktionen der quergestreiften (willkürlich innervierbaren) Muskeln an der Basis des Penis. Dieser Teil der Reaktion ist verbunden mit dem intensiven Lustgefühl des Orgasmus und bewirkt den Ausspritzvorgang der Ejakulation.

Der an unvollständiger Hemmung leidende Mann hat gute und lustvolle Erektionen. Aber wenn er auf den Höhepunkt zukommt, erlebt er nur die Emissionsphase der Reaktion. Er empfindet eine „Auslösung", aber *keine* orgastische Lust. Physiologisch kommt es nur zum trägen Herausquellen von Samen und auch zu sehr langsamem Abschwellen des Gliedes (weil die Blutgefäßfüllung nicht durch Muskelkontraktionen „ausgepumpt" wird).

Dieses sehr seltene Syndrom wird manchmal verwechselt mit retrograder Ejakulation, die völlig andersartig ist. Bei der retrograden Ejakulation entleert sich das Ejakulat in die Blase, weil der innere Blasenschließmuskel durch anticholinergische Drogen oder durch Erkrankungen gelähmt ist. Die Muskeln an der Basis des Penis kontrahieren sich normal und der Orgasmus ist in jeder Hinsicht lustvoll, aber er ist „trocken", d.h. er produziert kein Ejakulat.

Die wenigen Patienten mit partieller Hemmung, die ich behandelt habe, hatten alle Probleme, sich dem sexuellen Erleben hinzugeben. Sie neigten zu übermäßiger Kontrolliertheit und Selbstkritik sowie zu Leistungsorientiertheit. Diese Abwehrmechanismen werden hervorgerufen durch unterschiedlichste unbewußte Konflikte und Selbstwertzweifel. Die Behandlung folgt dem gleichen Prinzip wie bei der Ejakulationshemmung: Stimulierung bei gleichzeitiger Entspannung und Ablenkung.

Einer meiner Patienten hatte seinen ersten vollständigen und lustvollen Orgasmus, als er von seiner Partnerin stimuliert wurde, während er von der Betrachtung eines erotischen Filmes absorbiert war.

Eine andere Leitlinie zur Behandlung der Ejakulationshemmung ist die Ausdehnung und Intensivierung der Stimulierung, so daß der Ejakulationsdruck steigt, während gleichzeitig der zwanghafte Abwehrmechanismus der Überkontrolliertheit gelockert und reduziert wird. Patienten, die an partieller oder vollständiger Ejakulationshemmung leiden, berichten oft, daß sie sich bei ansteigender lustvoller sexueller Spannung und bei Erreichen des Orgasmus-Vorstadiums fragen „Wird es diesmal ein guter Orgasmus sein?" oder „Werde ich bald einen Orgasmus haben?" Wenn das geschieht, wird der Patient angewiesen, daß er bei dieser Gelegenheit *nicht* ejakulieren soll. Er soll seinen Penis herausziehen und auf weitere Stimulierung verzichten. Wenn das beim nächsten Versuch wieder passiert, wird die Anweisung wiederholt. Es wird ihm nur dann erlaubt, zu ejakulieren, wenn er aufhört, über den Vorgang nachzudenken.

Reaktionen

Wieder gibt es keine Daten, aus denen eine Spezifität bei sexuellen Funktionsstörungen zu schließen wäre. Das heißt, wir können nicht behaupten, daß Impotenz spezifisch verursacht ist durch unbewußte Kastrationsangst oder durch Leistungsangst. *Jede* Quelle von Angst ist fähig, den Erektionsreflex zu beeinträchtigen. Und obwohl Kastrations- und Leistungsängste bei Menschen häufig auftreten, sind sie keineswegs die einzigen Ursachen. Dementsprechend können Konflikte jeder Art und deren Abwehr eine Hemmung des Orgasmus-Reflexes bewirken. Zwei Konflikte jedoch tauchen mit voraussagbarer Häufigkeit in der Therapie des *ejakulationsgehemmten Mannes* auf: Angst vor Engagement mit der Frau und in Verbindung damit Konflikte im Umkreis von Feindseligkeit und sadistischen Impulsen gegenüber Frauen. Während des Behandlungsverlaufs bei diesen Paaren stellt sich oft heraus, daß der Mann tatsächlich seelisch ebenso wie körperlich mit seinem Orgasmus „zurückhält". Häufig wird auch starke Feindseligkeit gegenüber Frauen deutlich, derer sich der Mann nicht bewußt ist. Der Patient muß oft mit dieser Feindseligkeit konfrontiert werden. Und, noch wichtiger, ihre Ursachen müssen oft geklärt und aufgearbeitet werden, bevor er seine Orgasmusfähigkeit frei genießen kann. Die meisten derartigen Patienten haben extreme Schuldgefühle in bezug auf ihre aggressiven Impulse und deshalb ausgeformte und zäh festgehaltene Mechanismen zu ihrer Abwehr. Auflösung der Schuldgefühle durch Versicherung, daß diese Impulse nicht böse sind, daß Wut einen guten Grund hat, daß Wut im Prinzip ein konstruktiver und adaptiver Affekt ist – all dies ist wichtig in der Behandlungsstrategie bei diesen Patienten.

10. Kapitel: Vorzeitiger Samenerguß (Ejaculatio praecox) – unzureichende Kontrolle der Ejakulation

Ejaculatio praecox ist die bei Sexualtherapeuten beliebteste Funktionsstörung, da sie, obgleich ebenso häufig wie quälend, in den meisten Fällen sehr leicht durch Sexualtherapie zu behandeln ist. Gegenüber anderen Behandlungsformen ist sie oft resistent.

Der Patient mit vorzeitigem Samenerguß erreicht den Höhepunkt so rasch, daß der Liebesakt oft enttäuschend für beide Partner ist. Das Wesen der vorzeitigen Ejakulation ist die mangelhafte Beherrschung des Ejakulationsreflexes. Manche Reflexe sind willentlich beherrschbar, andere nicht. Erektion beim Mann und genitale Vasocongestion bei der Frau können nicht unter Kontrolle des Willens gebracht werden. Bei Ejakulation und Orgasmus ist dies möglich. Normalerweise kann Orgasmus verzögert oder nach Wunsch kommen gelassen werden. Bei vorzeitigem Samenerguß ist das nicht möglich. Hier setzt die Ejakulation reflexmäßig ein, sobald eine kritische Erregungsschwelle erreicht ist.

Als Grund dafür, daß der Mann mit Ejaculatio praecox die Beherrschung der Ejakulation nicht gelernt hat, wird angenommen, daß er sich der dem Orgasmus vorausgehenden Empfindungen nicht *bewußt* ist. Dies wahrscheinlich deshalb nicht, weil er in diesem Moment unter einer gewissen Angst steht, die ihn ablenkt. Bewußte Wahrnehmbarkeit der einem Reflex, wie z.B. Urinieren oder Defäzieren, vorausgehenden Empfindungen macht diesen geeignet, willentlich beherrscht werden zu können.

Behandlungsstrategie

Die erfolgreiche Behandlung besteht darin, beim Patienten die bewußte Wahrnehmung der dem Orgasmus vorausgehenden Empfindungen zu fördern. Dies sollte in Ruhe, im Beisein und unter Mitwirkung seiner Partnerin geschehen.

Zwei Methoden haben sich als erfolgreich bei der Behandlung der Ejaculatio praecox erwiesen, und beide scheinen sich des gleichen Wirkungsmechanismus zu bedienen, nämlich der Förderung des Gewahrwerdens prä-ejakulatorischer Empfindungen in der heterosexuellen Situation. Die erste ist die „Squeeze“-(Druck-, Quetsch-)Methode von Masters und Johnson und die zweite ist die „Stop-Start“-Technik. Letztere wurde zuerst beschrieben von James Semans und wird in der Sexualtherapie an der Cornell-Klinik verwendet.

Stop-Start

Zu Anfang übt der Patient Kontrolle, während er von seiner Partnerin manuell stimuliert wird.

Das Paar wird angewiesen, sich in seiner gewohnten Weise zu lieben, bis er eine gute Erektion hat. Dann legt er sich auf den Rücken, schließt die Augen, und seine Frau masturbiert ihn. Er muß seine Aufmerksamkeit ganz auf seine erotischen Empfindungen konzentrieren. Wenn er sich nahe am Orgasmus fühlt, läßt er seine Frau aufhören. Innerhalb weniger Sekunden wird der Ejakulationsdrang zurückgehen, und er läßt sich von ihr wieder weiter stimulieren. Wieder wird kurz vor der Ejakulation aufgehört. Dies wird viermal wiederholt. Beim vierten Mal ejakuliert er. Der Patient wird ermahnt, sich durch *nichts* ablenken zu lassen. Im Gegensatz zu Impotenz und Ejakulationshemmung, bei denen *Ablenkung* durch Phantasie wichtig und erforderlich ist, muß es der Patient mit Ejaculatio praecox vermeiden, sich ablenken zu lassen. Das Wesen der Behandlung besteht für ihn darin, bei seinem Gefühl zunehmender Erregung zu bleiben und die Zeichen des kommenden Orgasmus zu erkennen und zu lernen.

Nach zwei erfolgreichen Versuchen wiederholt das Paar die gleiche Prozedur, diesmal unter Verwendung eines Gleitmittels. Dies ist sehr erregend und bewirkt eine Annäherung an die Verhältnisse in der Vagina.

Drei oder vier erfolgreiche Versuche mit dem Gleitmittel, und das Paar ist bereit für den Koitus. Dieser wird ebenfalls im Stop-Start-Format durchgeführt. Die Frau kniet oder hockt sich über ihn und führt den Penis ein. Er legt seine Hände auf ihre Hüften und führt sie auf und ab, bis er dem Orgasmus nahe ist. Dann hält er sie an. Einige Sekunden später, wenn der Ejakulationsdrang nachgelassen hat, machen sie weiter. Zu Anfang macht er keine stoßenden Beckenbewegungen. Das soll er erst beim vierten Mal machen und zum Orgasmus kommen. Wiederum ist es äußerst wichtig, daß er seine Aufmerksamkeit auf seine Empfindungen bei dieser Übung konzentriert. Drei oder vier Übungen in dieser Stellung, in der er allmählich immer stärkere Beckenbewegungen macht, und das Paar ist bereit, das gleiche in der Seitenlage zu machen. Die Stellung Mann-oben ist die schwierigste unter dem Aspekt ejakulatorischer Kontrolle und wird als letzte praktiziert.

Gewöhnlich gewinnt ein Mann ein gutes Maß ejakulatorischer Kontrolle innerhalb von 2 bis 10 Wochen. Vollständige Kontrolle gewinnt er jedoch gewöhnlich erst einige Monate nach Beendigung der Behandlung. Bis dahin wird das Paar angewiesen, pro Woche einmal die Start-Stop-Übung zu machen.

Squeeze

Die von Masters und Johnson empfohlene „Squeeze"-(Druck-, Quetsch-)Methode beinhaltet im wesentlichen das gleiche Wirkungsprinzip wie die hier beschriebene „Start-Stop"-Methode. Der einzige Unterschied besteht darin, daß anstelle des „Stop" die Frau den Penis des Mannes zusammendrückt: Sie ergreift den erigierten Penis zwischen Zeige-/Mittelfinger und Daumen genau unterhalb der Eichel und drückt fest zu, bis er seine Erektion zum größten Teil verliert. Dann nimmt sie die Stimulierung wieder auf. (Dr. Alex Levai, der bei Masters und Johnson ausgebildet wurde, hat Frau Helen Singer Kaplan berichtet, daß sie z.Z. eine „Squeeze"-Technik empfehlen, bei der die Frau nicht auf Anforderung drückt, sondern in unregelmäßigen Zeitabständen.)

Auch während der Frau-oben-Koitusübungen wird die Squeeze-Technik verwendet. Hierbei läßt die Frau den Penis aus ihrer Scheide und drückt ihn, bis die Erektion schwindet. Dann stimuliert sie ihn weiter und, wenn die Erektion wiederkommt, steigt sie auf ihn und fährt mit koitalen Beckenbewegungen fort.

Reaktionen

1. *Überdruß.* Wenn die Trainingszeit länger als einige Wochen dauert, wird die Routine oft langweilig für das Paar. Aus diesem Grund wird dem Paar nach etwa drei Wochen pro Woche ein „freier", d.h. spontaner, Liebesakt ohne Stop-Start-Technik erlaubt.

2. *Frustration der Frau.* Es kann sein, daß sie sich während der Übungen erregt und dann frustriert wird. Aus diesem Grund und wenn sie es wünscht, wird dem Paar Liebesspiel angeraten, das sie durch klitorale Stimulierung zum Orgasmus bringen soll. Das darf aber niemals auf Kosten einer Ablenkung des Mannes von der Konzentration auf seine Stop-Start-Übungen geschehen. Er muß alle Gedanken an seine Partnerin aus seinem Kopf verbannen, während er stimuliert wird, wenn die Übung zum Erfolg führen soll. Aus diesem Grund wird sie erst dann klitoral stimuliert, wenn der Mann ejakuliert hat. Und zwar sowohl während der extravaginalen als auch während der koitalen Phasen des Stop-Start-Behandlungsprogramms.

3. *Widerstände.* Die zwei Therapiephasen, d.h. die extravaginale und die koitale Stimulierung, lösen bei den Paaren unterschiedliche emotionale Reaktionen aus. Beide erfordern therapeutische Überlegungen, da sie den Behandlungsfortschritt behindern können. Sie bieten auch eine einzigartige Gelegenheit zu wesentlicher therapeutischer Intervention in bezug auf die tieferen Konflikte des Paares und der beiden Partner.

Wenn die Frau eine feindselige Einstellung zu ihrem Mann hat, kann sie verärgert darüber sein, als „Callgirl" benutzt zu werden, wenn sie in der ersten Behandlungsphase seinen Penis stimuliert. Wenn das Paar jedoch ohne Ambivalenz in ihrer Liebe zueinander ist, erlebt die Frau ihre Helfer-Rolle als ungeheuer befriedigend und freut sich über den Fortschritt ihres Mannes.

Die manuellen Stop-Start-Übungen lösen potentiell auch beim Mann selbst elementare Gefühle und Abwehrmechanismen gegen diese Gefühle aus. Ein Mann, der in seinem Selbstwertgefühl innerlich verunsichert ist und im Zweifel, ob er liebenswert ist, verarbeitet das oft so, daß er überbesorgt hinsichtlich seiner Partnerin ist und sich zwanghaft auf ihre Bedürfnisse einstellt. Die Stop-Start-Übung setzt diesen Abwehrmechanismus außer Kraft. Er wird in die zuvor vermiedene Haltung, Stimulierung von seiner Partnerin zu erhalten und anzunehmen, hineingezwungen. Dieser Wechsel kann bei manchen Patienten beträchtliche Angst entstehen lassen. Manchmal äußert sich die Angst als Furcht, von der Frau abgelehnt zu werden. Schwerer gestörte Männer reagieren auf diese Situation gelegentlich mit paranoider Abwehr. Manche sind emotional außerstande, die Übungen ohne vorangehende psychotherapeutische Beeinflussung ihrer Selbstunsicherheit durchzustehen.

Es gibt auch einige positive emotionale Reaktionen auf das Stop-Start-Erlebnis. Oft versetzt es Männer in die Lage, zum ersten Mal die passive Rolle in Sexualbeziehungen genießen zu können. Sie erfahren, daß es ebenso genußvoll ist, zu empfangen wie zu geben. Er erfährt, daß seine Frau ihn liebt und ihn nicht ablehnt, obwohl sie ihm zuliebe die Befriedigung zurückstellt und sich ihm zuwendet und er sie nicht „bedienen" muß.

Die extravaginale Behandlungsphase provoziert typischerweise emotionale Reaktionen in Hinsicht auf Geben und Nehmen und die passiv-rezeptive Rolle des Mannes. Die koitalen Stop-Start-Übungen hingegen lösen emotionale Reaktionen aus, die durch die rasche Besserung des Mannes bedingt sind. Zum Zeitpunkt, wo die Behandlung zum Stop-Start in Frau-oben-Position fortgeschritten ist, hat der Mann bereits beträchtliche ejakulatorische Kontrolle erlangt. In unkomplizierten Fällen bewirkt diese Funktionsverbesserung Freude und Erleichterung bei beiden Partnern. Jedoch kann die Besserung auch sehr bedrohlich auf beide wirken. Zumal die Frau kann zu diesem Zeitpunkt depressiv und ängstlich werden. Sie kann sich dieser Gefühle und ihrer Ursache bewußt sein und sie als solche erleben, oder sie kann sich ihrer nicht bewußt sein und sie ausagieren, indem sie die Behandlung sabotiert. Dies kann geschehen, indem sie sich sträubt, weiter mitzuarbeiten bzw. ihren Überdruß an den Übungen oder, noch schlimmer, ihren zunehmenden Widerwillen gegen sie zum Ausdruck bringt. Manche Frauen reagieren zu diesem Zeitpunkt aggressiv auf ihre Männer. Sie kritisieren und entmutigen sie und geben ihnen zu verstehen, daß sie inkompetent und abstoßend in anderen Bereichen bleiben, auch wenn sie ihre Ejakulation beherrschen mögen.

Solche ungünstigen emotionalen Reaktionen auf die Besserung des Mannes wurzeln am häufigsten in tiefen Unsicherheitsgefühlen der Frau. Sie fühlt sich ihrem Mann gegenüber insuffizient, unsicher und unfähig. Seine Funktionsstörung und ihre Toleranz für sie macht ihn von ihr abhängig. Wird er sich jetzt, wo er wieder funktioniert, andere, attraktivere Frauen suchen? Es ist ganz klar zu diesem Zeitpunkt therapeutisch indiziert, ihr Sicherheit zu vermitteln, daß sie als Person geliebt und wertgeschätzt wird.

Jetzt, wo der Mann funktionsfähig ist, wird die sexuelle Kompetenz der Frau selbst zu einer weiteren Quelle der Angst. Viele Frauen von Männern mit vorzeitiger Ejakulation leiden zu einem gewissen Grad an Orgasmusstörungen. Es ist nicht überraschend, daß sie und ihre Männer dies auf sein Problem zurückführen. Wie sollte man schließlich erwarten können, daß sie zum Orgasmus kommt, wenn er so rasch ejakuliert. Bei einem großen Teil der Fälle, in denen die Frau unabhängig davon eine eigene sexuelle Funktionsstörung hat, ist diese Annahme jedoch falsch. Das Ejakulationsproblem ihres Mannes hat lange Zeit dazu gedient, ihr Problem zu verschleiern, und die Tatsache, daß er jetzt den Verkehr lange genug durchhalten kann und sie doch nicht zum Höhepunkt kommt, konfrontiert das Paar mit *ihrem* Problem. Das kann schockierend wirken. Zumal, wenn es das Familienmärchen gewesen ist, ihn als Problemfall und sie als Märtyrerin anzusehen.

Um solchen Reaktionen vorzubeugen, stelle ich immer in den ersten Sitzungen klar, daß vorzeitige Ejakulation eine gute Prognose hat und daß diese, d.h. er, zuerst behandelt werden wird. Aber das Beherrschen der Ejakulation auf seiner Seite garantiert keinesfalls, daß auch die Frau richtig funktioniert. Mit der Sexualfunktion der Frau kann man sich *erst dann* beschäftigen, wenn er seine Ejakulation unter Kontrolle hat. Wenn sich dann ein Problem herausstellt, wird es anschließend bearbeitet. Obwohl die Aufdeckung eines Orgasmusproblems bei der Partnerin eines bisher vorzeitig ejakulierenden Mannes ungünstige Reaktionen hervorrufen kann, ist das Endergebnis positiv, da der Frau die Gelegenheit gegeben wird, auch selbst von der Behandlung zu profitieren. Allerdings müssen solche negativen Reaktionen einer Frau auf die Besserung ihres Mannes mit therapeutischer Sensibilität gehandhabt werden, wenn es nicht zu einem Therapieabbruch kommen soll, bevor der Mann seine Ejakulation zu beherrschen gelernt hat.

In seltenen Fällen kann der männliche Symptomträger auch von seiner eigenen Besserung schockiert werden. Das Symptom kann im Dienst eines unbewußten Bedürfnisses stehen, wenn es z.B. die einzige Möglichkeit darstellt, sich seiner Frau als einer dominierenden Mutter-Figur zu verweigern. Die Behandlung kann dann bei Aufnahme des Koitus in eine Sackgasse geraten oder der Mann kann impotent werden. Eine Besserung des Symptoms ist in solchen Fällen nur durch Aufarbeitung des unbewußten Konfliktes zu erreichen. Nach meiner Erfahrung sind die wenigen Männer mit vorzeitigem Samenerguß, denen durch die geschilderte Behandlung nicht geholfen werden kann, meist durch Widerstände dieser Art belastet. Möglicherweise gibt es eine kleine Untergruppe von Patienten mit Ejaculatio praecox, die auf das geschilderte, sensorisches Feedback prä-ejakulatorischer Empfindungen vermittelnde Übungsverfahren nicht ansprechen. Die derzeitigen Erkenntnisse belegen jedoch, daß von allen Patienten mit Ejaculatio praecox nur solche auf diese Verfahren nicht ansprechen, bei denen die ejakulatorische Inkontinenz im Dienste tiefreichender neurotischer Bedürfnisse steht, die durch bloße Verhaltensmodifikation nicht umgangen werden können.

III. SCHLUSSFOLGERUNGEN UND ERGEBNISSE

11. Kapitel: Die Rolle der Psychodynamik in der Sexualtherapie

Wenn ich mir diese sexualtherapeutische Praxisanleitung anschaue, habe ich ein unbehagliches Gefühl, weil die Sexualmechanik zu stark betont scheint. Hauptziel des Buches war die Vermittlung von klaren Beschreibungen der am häufigsten verwendeten Übungen und, soweit wie möglich, die begriffliche Fassung ihrer Grundlagen. Außerdem habe ich versucht, die Bedeutung der emotionalen Reaktionen der Patienten auf diese Übungen zu betonen.

Trotz meiner Bemühungen in dieser Hinsicht scheint der Ansatz noch zu mechanisch. Ich hoffe, daß es mir gelungen ist, zu betonen, wie wichtig es ist, die Übungen mit Psychotherapie zu integrieren. Ich hoffe, daß genügend akzentuiert wurde, wie viele herausfordernde und positive Möglichkeiten in der Bearbeitung tiefer liegenden seelischen Materials liegen, das durch die emotionalen Reaktionen der Patienten auf diese Übungen zutage gefördert wird. Die Eleganz dieser sexualtherapeutischen Methode liegt in der Kombination von sexuellen Interaktionen mit Psychotherapie. Die meisten Interventionen in der Praxis sind psychotherapeutischer Art und bestehen in aktiver Deutung, Hilfestellung, Klärung und Integration der Erlebnisse in Zusammenarbeit mit dem Paar. Dieses dynamische Wechselspiel zwischen Selbsterfahrung und Psychotherapie ist das Wesen der neuen Sexualtherapie. Oft kreist Psychotherapie um die Widerstände des Paares gegen die therapeutischen Übungen.

Widerstände gegen die Sexualtherapie

Es war Freud, der den Begriff des Widerstandes formulierte. Er beobachtete, daß sich seine Patienten in der Psychoanalyse dagegen sträubten, gesund zu werden. Er erklärte dieses überraschende Phänomen als verursacht durch unbewußte Versuche der Patienten, ein bewußtes Erkennen ihrer angstauslösenden unbewußten Konflikte zu vermeiden bzw. abzuwehren. Um die Wahrnehmung unbewußter Konflikte zu vermeiden, versuchten sie, die Analyse zu sabotieren. Aber der Begriff des Widerstandes läßt sich noch weiter fassen. Er bezieht sich auf Entstehung von Angst durch Wahrnehmung der eigenen Probleme, Aufgeben von Abwehrmechanismen und Veränderung des eigenen Verhaltens. Deshalb haben Patienten gegen Sexualtherapie genau den gleichen unbewußten Widerstand wie gegen Psychoanalyse. Und wenn er nicht darauf vorbereitet ist, wird der sexualtherapeutische Anfänger überrascht und enttäuscht sein, wenn seine Patienten die empfohlenen Übungen nicht machen und mit offensichtlichen Rationalisierungen in die therapeutischen Sitzungen kommen.

Es muß eine Unterscheidung gemacht werden zwischen Widerstand gegen den *Prozeß* und gegen das *Ergebnis* der Sexualtherapie. Wie wiederholt betont, können Patienten intensiv negativ emotional darauf reagieren, sich auf die empfohlenen Übungen und erotischen Interaktionen im Rahmen der Sexualtherapie einzulassen. Andere Patienten und ihre Partner sträuben sich gegen das Ergebnis der Sexualtherapie; d.h. gutes sexuelles Funktionieren mobilisiert Angst- und Schuldgefühle bei ihnen.

Widerstand gegen das Ergebnis der Sexualtherapie

Manchen Menschen macht Erfolg und Lust Angst. Fette Leute haben Angst, schlank zu werden; arme Leute haben Angst, Geld zu machen; und sexuell funktionsgestörte Menschen fürchten sich manchmal insgeheim, die sexuelle Erfüllung zu erreichen, die sie sich auf bewußter Ebene so glühend wünschen. Die unbewußten Wurzeln der Angst vor Erfolg sind verschieden. Manchmal spielt die aus ungelösten Inzesttabus geborene Erwartung von Beschädigung und Verletzung eine Rolle. Manchmal spielen unbewußte Ängste, Zuneigung zu verlieren und verlassen zu werden, eine Rolle. Aber welche die unbewußten Wurzeln auch sein mögen: Erwartung und Erreichung sexuellen Erfolges erweckt bei manchen Menschen eine negative emotionale Reaktion und mobilisiert so Widerstand gegen die Behandlung.

Sexuelle Funktionsverbesserung beim *Partner* kann auch tief bedrohlich sein, weil ein selbstunsicherer Mensch Angst haben kann, daß ein sexuell gesunder Partner ihn verlassen könnte. Wieder kann ein solches Gefühl der Bedrohung den Partner zum Widerstand veranlassen, d.h. der Therapie verschiedene Hindernisse in den Weg legen.

In Wirklichkeit ist die Gefahr, daß ein Patient durch erfolgreichen Ausgang der Sexualtherapie traumatisiert wird, von psychoanalytisch orientierten Autoren übertrieben worden. Die psychoanalytische Theorie macht die Voraussage, daß *jede* symptomatische Besserung, die nicht das Ergebnis einer Konfliktlösung auf unbewußter Ebene ist, begleitet ist von erheblicher Angst und/oder Symptomverschiebung. Nur auf andere Weise, so wird behauptet, bringen diese Patienten später die gleichen Konflikte zum Ausdruck und/oder schützen sich vor den gleichen Ich-Gefährdungen, die vorher in das Sexualsymptom eingingen. In dieser Argumentation gibt es erhebliche theoretische Fehlschlüsse, deren Erörterung jedoch außerhalb der vorliegenden Arbeit liegt. Die klinische Erfahrung zeigt, daß nur ein kleiner Teil der Patientenpopulation auf die Besserung der Sexualfunktionen mit ins Gewicht fallenden Ängsten reagiert, wie es die psychoanalytische Theorie voraussagt. Jedoch ist *vorübergehende* „Angst vor dem Gesundwerden" sehr häufig, und der Therapeut muß sich für die Möglichkeit offen halten, daß der Patient mit seinem Symptom und/oder sein Partner aufgrund solcher neurotischer Angst- und Schuldgefühle Widerstand gegen seine sexuelle Heilung leistet. In der Tat schadet solche vorübergehende „Angst vor dem Gesundwerden" der Therapie nicht. Sie gibt vielmehr eine ausgezeichnete Möglichkeit, die tiefer liegenden Grundkonflikte des Patienten psychodynamisch zu klären und durchzuarbeiten.

Die Lerntheorie sagt die entgegengesetzten Konsequenzen erfolgreicher Therapie voraus. Gemäß ihrem Bezugsrahmen reagiert der Patient ausschließlich positiv auf die Beseitigung seines Symptoms. Die Besserung werde sogar generalisieren und der Patient werde auch in anderen Verhaltensbereichen besser funktionieren. Dementsprechend gebe es keinen unbewußten Widerstand gegen die Behandlung. Tatsächlich reagieren *manche* Patienten *entsprechend* der Voraussage der Behavioristen. Manche Patienten und ihre Partner zeigen ungetrübte Freude über ihre verbesserte Sexualfunktion und erleben den Therapieprozeß ohne Ambivalenz. Aber diese Patienten sind definitiv in der Minderzahl.

Die klinische Betrachtung sexualtherapeutisch behandelter Paare zeigt, daß die große Mehrheit zu einem gewissen, obwohl mäßigen, Grad negativ emotional auf ein günstiges Therapieergebnis reagiert. Bei den seelisch gesünderen Paaren sind diese Reaktionen meist flüchtig und überwiegend antizipatorisch. Sobald erst die sexuelle Funktion wiederhergestellt ist, fühlen sich die meisten Patienten wunderbar und auch ihre Beziehungen bessern sich. Stärker gestörte Patienten reagieren auf ein günstiges Ergebnis oft schwerer oder mit gemischten Gefühlen oder negativ. Wiederum ist gekonnte und sensible psychotherapeutische Handhabung der „Angst vor dem Gesundwerden" entscheidend in Hinsicht auf ein günstiges Behandlungsergebnis bei einem Großteil der Sexualtherapie-Patienten.

Widerstand gegen den Prozeß der Sexualtherapie

Nicht nur das Ergebnis, sondern auch der *Prozeß* der Sexualtherapie kann Widerstand mobilisieren. Die Sexualtechniken zwingen Menschen oft zu Verhaltensweisen, die früher vermieden worden sind, weil sie Angst, Wut oder Schuldgefühle mobilisiert haben würden. Die Techniken beinhalten zartes Berühren und Küssen, Sensibilität für Bedürfnisse und Wünsche des Partners und insgesamt sehr viel Zärtlichkeit – Verhaltensformen der Hingabe, Intimität und Offenheit. Das kann äußerst bedrohlich sein für einen Menschen, der sich durch Distanzierung, Entfremdung und Gefühlskontrolle vor Verletzung schützen muß. Es ist nicht überraschend, daß, wenn dies der Fall ist, Patienten Widerstand gegen die Therapie leisten. Es kann sein, daß sie ihr Unbehagen sich selbst, ihren Partnern und dem Therapeuten gegenüber zugeben. Häufiger jedoch ist die bewußte Konfrontation mit dieser Dynamik zu bedrohlich für die Betroffenen. Statt dessen neigen sie zum „Ausagieren". Sie drücken sich um die Übungen oder machen sie ungeschickt oder feindselig oder mechanisch. Sie rationalisieren. Sie fangen Streit mit ihren Partnern an. Sie greifen den Therapeuten und/oder die Therapie an usw. Der Therapeut muß auf derartigen Widerstand gefaßt sein. Klärung und Aufarbeitung oder Umgehung ist wesentlich, wenn die Therapie Erfolg haben soll.

Dieser sexualtherapeutische *Prozeß* kann nicht nur individuelle Probleme bei beiden Partnern verursachen, sondern er bedroht häufig auch das Gleichgewicht der Zweierbeziehung. Sexualtherapie versucht, das dyadische System zwischen den Partnern zu verändern. Die sexuellen Interaktionen des Paares müssen im Verlauf der Behandlung umgewandelt werden von Entfremdung zu Humanität, von Schweigen zu Offenheit, von Feindseligkeit zu Liebe. Insbesondere, wenn sich jeder vom anderen verunsichert fühlt, kann eine Veränderung der Interaktionsmuster zeitweise schmerzhaft sein. Der Schmerz kann andauern, bis die Sicherheit auf einer realistischeren Grundlage wiederhergestellt ist. Der von der Sexualtherapie in Gang gesetzte Prozeß der Infragestellung eingefleischter Interaktionen kann sehr bedrohlich sein und deshalb bei einem Partner oder bei beiden Widerstand mobilisieren.

Die Prognose bei Sexualtherapie

Das Ergebnis der Sexualtherapie hängt von drei Faktoren ab: von der Art der Störung, von Struktur und Tiefe der intrapsychischen Pathologie beider Partner und von der Qualität der Partnerbeziehung.

Die Funktionsstörungen haben unterschiedliche Prognosen bei Sexualtherapie. Vorzeitige Ejakulation, Vaginismus und völlige Orgasmusunfähigkeit bei Frauen haben ausgezeichnete sexualtherapeutische Ergebnisse.

Es geschieht sehr selten, daß ein Mann mit *vorzeitiger Ejakulation* nicht innerhalb weniger Wochen bis Monate gute ejakulatorische Kontrolle erlernt. Diese Störung scheint relativ unabhängig von intrapsychischer und partnerschaftlicher Pathologie zu sein und bessert sich sogar bei neurotischen Männern mit gestörten Partnerbeziehungen. Solange die Beziehung stabil genug für therapeutische Kooperation ist und solange sich ein Mann bei der Stimulierung durch seine Partnerin auf die dem Orgasmus vorausgehenden Empfindungen konzentrieren kann, wird er nach unserer Erfahrung ejakulatorische Kontrolle erlernen. (Es mag eine kleine Untergruppe von Patienten mit vorzeitiger Ejakulation geben, deren Störung das Produkt einer anderen Pathogenese ist. Es kann sein, daß sie für die wenigen mitgeteilten Versager verantwortlich ist.)

Im wesentlichen das gleiche gilt für den *Vaginismus*. Wenn die Patientin dazu gebracht werden kann, zunehmend größere Gegenstände in ihrer Vagina zu tolerieren, wird sie rasch von der Therapie profitieren. Die Dekonditionierung scheint relativ unabhängig von etwaigen zusätzlichen individual-psychologischen Störungen und Problemen der Paarbeziehung. Jedoch gewährleistet bloße Dekonditionierung eines spastischen Vaginaleingangs noch keine gute und lustvolle Sexualfunktion. Tatsächlich verändert sich die sexuelle Anpassung des Paares stark, nachdem die Vagina offen für den Koitus ist. Manche Paare funktionieren gut und brauchen keine weitere Behandlung, nachdem die Einführung möglich ist. Bei anderen Paaren offenbart die neu entdeckte Fähigkeit zu Geschlechtsverkehr orgastische oder Reaktionsprobleme bei der Frau und/oder Potenz- und Ejakulationsprobleme beim Mann. Diese erfordern dann weitere therapeutische Maßnahmen.

Die noch nie zum Orgasmus gekommene Frau hat ebenfalls eine ausgezeichnete Prognose, durch Sexualtherapie zu lernen, zum Höhepunkt zu kommen. Dies ist in der Tat überraschend, weil im Gegensatz zu vorzeitiger Ejakulation und Vaginismus – den anderen beiden Störungen, die ausgezeichnete Prognose haben und die von der Psychodynamik relativ dissoziiert sind – der weibliche Orgasmus in enger Beziehung zu unbewußten und dynamischen psychischen Faktoren steht.

Empirisch ist es trotzdem ganz ungewöhnlich, daß der Versuch fehlschlägt, einer Frau in kurzer Zeit das Erreichen eines Orgasmus beizubringen. Jedoch ist das Endergebnis der Behandlung sehr unterschiedlich. Manche Frauen lernen, zum Orgasmus zu masturbieren, kommen aber nicht darüber hinaus. Andere gelangen zu partnerbezogenem Orgasmuserleben und manche werden koital orgastisch.

Die Behandlung der Erektionsstörungen und der situativen Orgasmus-Störungen ist komplexer, und das Ergebnis ist unterschiedlicher. Wahrscheinlich weil diese Syndrome eng verwoben mit der psychischen Matrix sind, in der sie auftreten.

Die *Erektionsstörungen* haben eine mäßig gute Prognose bei Sexualtherapie. Potenz scheint eine unmittelbarere Beziehung zu der psychischen und emotionalen Verfassung eines Mannes zu haben als sie die ejakulatorische Kontrolle hat. Wenn die emotionalen Störungen leicht zu beheben oder zu umgehen sind, ist die sexualtherapeutische Prognose ausgezeichnet. Wenn die negativen emotionalen Reaktionen auf sexuellen Verkehr mit einer Frau tief und fest verwurzelt sind, ist die Prognose weniger gut. In der klinischen Praxis hat jedoch die Mehrzahl der Potenzstörungen ein günstiges Ergebnis. Sexualtherapie kann sehr wirkungsvoll die Sexualsituation humanisieren und die oberflächlichen Quellen sexuell destruktiver Spannungen und Ängste eindämmen, die in unserer Kultur so weit verbreitet sind. Sexualtherapie hat jedoch nur mäßigen Erfolg (zu ungefähr 50%) bei den primären Erektionsstörungen, und ist auch nur begrenzt wirksam bei Funktionsstörungen, die deutlichen und unmittelbaren Bezug zu tiefer verwurzelten individuellen oder Partnerproblemen haben. Jedoch sollte auch stärker neurotischen Patienten die Chance gegeben werden, von einem Versuch mit aktiver Sexual-Kurztherapie zu profitieren, denn durch Verwendung psychodynamischer Methoden ist es oft möglich, sogar beträchtliche psychopathologische Verfassungen zu umgehen und den Patienten trotzdem sexuell funktionsfähig zu machen.

Situative Orgasmusstörungen haben eine gemischte sexualtherapeutische Prognose. Im Verlauf der Behandlung können fast alle Frauen lernen, ihren Orgasmus von der Selbststimulierung auf die Erreichung des Höhepunktes im Zusammensein mit ihrem Partner zu übertragen. Das Ergebnis hinsichtlich des koitalen Orgasmus ist jedoch unterschiedlich. Wenn koitaler Orgasmus nicht das beherrschende Ziel ist, dann ist das Ergebnis ausgezeichnet. Bei der Sexualtherapie haben Frauen, deren physiologische Orgasmus-Schwelle niedrig genug ist, um ihnen ein Erreichen des Höhepunktes beim Koitus zu erlauben, eine hohe Wahrscheinlichkeit, das auch zu lernen. Paare, bei denen das Reaktionsmuster der Frau klitorale Stimulierung verlangt, lernen das zu akzeptieren und haben ausgezeichneten gegenseitig befriedigenden Sex. Für diejenigen, die der Meinung sind, daß alle Frauen zu koitalem Orgasmus fähig sein sollten, und daß dies das einzige nicht-pathologische sexuelle Funktionsmuster ist, wird vielleicht enttäuschend sein, daß durch Sexualtherapie nur in 25 bis 50% der Fälle koitale Orgasmusfähigkeit erreicht werden kann. (Definitive Aussagen über die Normalität des koitalen Orgasmus sind zur Zeit nicht möglich.)

Ejakulationshemmung und *Orgasmusstörungen beim Mann* haben ebenfalls eine gemischte sexualtherapeutische Prognose in unmittelbarer Abhängigkeit vom Ausprägungsgrad. In ihren milderen und partiellen Formen spricht die Ejakulationshemmung auf die Sexualtherapie rasch und fast immer an. Die schwereren Formen dieser Störung scheinen eng verbunden zu sein mit den unbewußten Konflikten des Patienten und deren Abwehr, und ausgeprägte Formen der Ejakulationshemmung erweisen sich oft als refraktär gegenüber symptomorientierten Kurzinterventionen.

Die schlechtesten Ergebnisse hat die Sexualtherapie leider bei den sexuell völlig *unansprechbaren Frauen.* Auch hier hat eine so völlige Unterdrückung sexueller Gefühle zu oft eine unmittelbare Beziehung zu schweren seelischen Schäden und auf sie bezogenen Abwehrmechanismen, um einer Kurzintervention zugänglich zu sein. Besser ist die Prognose bei sekundärer Unansprechbarkeit, wo es sich oft um den Ausdruck spezifischer Probleme der derzeitigen Beziehung handelt, die gelöst werden können.

Intrapsychische Faktoren

Es wurde betont, daß an der Oberfläche liegende Ängste, wie z.B. Leistungsangst, bei den sexuellen Funktionsstörungen oft eine definitive Rolle spielen. Das trifft auch zu. Trotzdem können auch tiefer liegende psychische Faktoren zu sexuellen Störungen führen, und tun das auch.

In der analytischen Literatur sind zwei unbewußte Grundkonflikte, die zu sexuellen Problemen führen können, ausgiebig erörtert und beschrieben worden: unbewußte Verletzungsangst in Verbindung mit Sexualverhalten und unbewußte

Feindseligkeit gegenüber dem anderen Geschlecht. Sie sind ohne Frage bei manchen Menschen bedeutsam für die Entstehung sexueller Störungen. Wenn dies der Fall ist, müssen diese Sachverhalte umgangen oder, zumindest zu einem gewissen Grade, aufgearbeitet werden, wenn der Patient sexuelle Funktionsfähigkeit erlangen soll.

Zwei andere unbewußte Konflikte tragen oft zu sexuellen Störungen bei. Ihnen ist nicht so viel Aufmerksamkeit und Forschungsinteresse gewidmet worden wie der unbewußten Verletzungsangst und Feindseligkeit. Gemeint sind unbewußte Schuldgefühle und Angst in bezug auf Erfolg und Lust und die Angst vor Intimität und Liebe.

Viele Menschen in unserer Kultur werden beherrscht von einem unbewußten *selbstzerstörerischen* Verhaltensmuster, das Lust und Erfolg irgendwie gefährlich und verboten erscheinen läßt. Sie sind in einem Dauerkonflikt. Auf bewußter Ebene suchen sie Befriedigung. Sie streben nach Anerkennung, materiellem Erfolg, Schönheit, Lust in Sex und Liebe. Aber bei Annäherung an diese normalen und konstruktiven menschlichen Ziele erleben sie irgendwie Angst- und/oder Schuldgefühle. Diese neurotischen Kräfte lassen sie ihre eigenen Bemühungen zunichte machen.

Eine derartige selbstzerstörerische Lusthemmung kann einer erfolgreichen Sexualtherapie als mächtiges Hindernis im Wege stehen. Angesichts einer solchen sich aktualisierenden Dynamik kann das Ergebnis nicht günstig sein. Schuldgefühle und Angst in bezug auf Lust und Erfolg müssen in der Sexualtherapie aufgearbeitet oder zumindest reduziert werden, bevor ein solcher Mensch sich die intensive Lust guten sexuellen Funktionierens zugestehen kann. Natürlich ist die Lösung dieses argen Konfliktes das äußerste Ziel der Therapie. Wenn es erreicht werden kann, profitiert der Patient beträchtlich über die Besserung seiner Sexualfunktion hinaus. Leider ist es jedoch nicht immer möglich, Lustkonflikte zu lösen, zumal im Rahmen der Kurztherapie.

Wenn ein Patient im Verlauf der Sexualtherapie mit seiner Lusthemmung konfrontiert wurde, wird er sich manchmal anschließend in rekonstruktive psychoanalytische Behandlung begeben. Wenn eine auf den Grund gehende Aufarbeitung nicht geleistet werden kann, ist es paradoxerweise manchmal möglich, diese destruktive und das Bild beherrschende Dynamik zu umgehen, indem man den Patienten zu der Erkenntnis bringt, daß gutes sexuelles Funktionieren nicht gleichbedeutend mit totalem Glück ist. Genußvoller Sex ist schön, wird den Menschen aber *nicht* wirklich völlig glücklich und erfolgreich machen. Sexuelles Glück ist nur eine partielle und begrenzte Art von Wohlgefühl. Er wird auch weiterhin noch an seinen anderen Mängeln leiden müssen. Es bedarf eigentlich nicht der Erwähnung, daß dies, nach menschlichen Wertmaßstäben gemessen, kein voll befriedigendes Ergebnis ist.

Die Angst vor Liebe, Vertrauen und Intimität ist ebenfalls eine destruktive antitherapeutische Kraft. Viele Menschen werden früh im Leben verletzt und enttäuscht. Bevor sie sich aus eigenen Kräften gegen Aggressionen wehren können, müssen sie sich auf den Schutz von Eltern und Geschwistern verlassen. Wenn ihnen dieser Schutz nicht richtig zuteil wird und wenn die Eltern feindselig, destruktiv oder ambivalent sind – in anderen Worten, wenn schmerzliche Erlebnisse mit dieser frühen Intimität verbunden sind –, werden Abwehrmechanismen entwickelt. Diese haben oft die Form von Entfremdung und Distanzierung. Das Kind muß sich vor Schmerz schützen, indem es sich distanziert und entfremdet und vorzeitig emotional unabhängig wird. Von einem solchen defensiv entfremdeten, distanzierten Patienten Berührung, Nähe, Vertrauen und Intimität zu verlangen, was natürlich im sexualtherapeutischen Prozeß geschieht, ist gleichbedeutend mit der Aufforderung an einen Dschungelkämpfer, sein Messer herzugeben. Wiederherstellung der Fähigkeit zu Liebe und Vertrauen und enger Annäherung an einen anderen Menschen ist wiederum oft ein schwieriger Prozeß, der Zeit braucht. Während einer erfolgreichen Sexualtherapie wird dieser Prozeß selten zum Abschluß gebracht, aber gut in Gang gesetzt in dem Maß, wie Hindernisse, die seinem natürlichen Ablauf im Wege stehen, behutsam aus dem Wege geräumt werden.

Die Beziehung

Sind die Menschen ihrem Wesen nach eine paarbildende Rasse? Welches ist die Beziehung zwischen Paarbildung und Sex? Wir haben noch keine Antworten auf solche Grundfragen, und doch sind sie entscheidend für unser vollständiges Verständnis der menschlichen Sexualität. Offensichtlich gibt es komplexe Beziehungen zwischen menschlicher Sexualfunktion und der Qualität der Beziehung zwischen den Partnern. Tatsächlich ist die Art der Beziehung ein wichtiger prognostischer Faktor in der Voraussage des Ergebnisses der Sexualtherapie.

Tiere vieler Rassen bilden eine Geschlechtsbindung an einen Angehörigen des anderen Geschlechts und haben nur mit ihm Geschlechtsbeziehungen. Bei manchen ist die ausschließliche Geschlechtsbindung lebenslang. Andererseits bilden andere Tierarten, einschließlich unserer nächsten Primaten-Verwandten, überhaupt keine derartigen Verbindungen. Männchen kopulieren mit jedem Weibchen, das heiß ist.

Der klinische Augenschein zeigt, daß menschliche Wesen wahrscheinlich eine paarbildende Rasse sind, obwohl es unklar ist, ob wir Paarbildner für das Leben oder für begrenzte Zeit sind. Sich-verlieben, das menschliche Korrelat der Paarbildung, ist ein prägnantes Verhaltensmuster, das einsetzt, wenn während der Adoleszenz das Gehirn mit Sexualhormonen überflutet wird. Die meisten Menschen fühlen sich besser und besser aufgehoben, wenn sie eine Liebesbeziehung eingegangen sind. Sie genießen Sex mit dem Menschen, den sie lieben, mehr als mit einem Fremden, zu dem sie keine emotionale Verbindung haben. Jedoch verlieben sich manche Menschen nicht oder haben gestörte Liebes- und Geschlechtsbeziehungen. So funktionieren manche Männer und Frauen sexuell am besten mit einer Vielzahl von Partnern oder mit Partnern, zu denen sie eingeengte Beziehungen haben oder die ihnen emotional nichts bedeuten. Die meisten Untersucher glauben, daß bindungsloses oder promiskes Sexualverhalten Ausdruck einer pathologischen Hemmung der natürlichen menschlichen Neigung zur Bildung von Liebesbeziehungen ist, aber einen definitiven Beweis dafür gibt es nicht.

Als was auch immer sich unser „natürlicher", biologisch programmierter Verhaltensstil schließlich herausstellen mag – er ist nur eine von vielen Determinanten unseres Paar- und Sexualverhaltens. Gelernte oder Erfahrungskomponenten sind von besonderem Gewicht in der Prägung des schließlichen Liebes- und Sexualverhaltens.

Obwohl unser Wissen zu diesem Thema noch unvollständig ist, zeigt uns die klinische Erfahrung, daß der gesunde, von Schuldgefühlen freie Mensch in seinem sexuellen Vollzug und Lustgewinn nicht abhängig davon ist, daß er den Partner liebt. Er *kann* gut sexuell funktionieren und erotische Lust erleben auch ohne eine intensive gefühlshafte oder romantische Beziehung, solange die Beziehung nicht destruktiv und das Sexualobjekt nicht abweisend ist. Wenn die Partner sich jedoch lieben, macht das Sex zu einem grenzenlos befriedigenderen, lustvolleren und menschlicheren Erlebnis. Liebe ist das einzige wirkliche Aphrodisiakum.

Obwohl Liebe nicht unbedingt erforderlich ist, kann sich Feindseligkeit und Zurückweisung und Angst vor dem Partner sehr destruktiv auf die Sexualfunktion auswirken. Wenn eine im wesentlichen feindselige Beziehung zwischen den um Hilfe wegen einer Sexualstörung nachsuchenden Partnern besteht, ist die Prognose mit Vorsicht zu stellen. Es ist unsinnig, eine Sexualtherapie anzufangen, wenn keine einigermaßen gefühlswarme Paarbeziehung besteht. Es ist schwierig und vielleicht nicht einmal wünschenswert, eine sexuelle Beziehung zu fördern, wenn der Partner so tief abgelehnt wird, daß die Vorstellung, ihm Lust zu vermitteln oder von ihm Lust vermittelt zu bekommen, heftige Wut oder starke Angst hervorruft. Solche emotionalen Reaktionen können schlicht die Kooperation im Behandlungsprozeß verhindern. In subtilerer Weise geschieht das, wenn Wut und Angst unbewußt sind. Nach außen hin kann Kooperation vorhanden sein, aber man kann voraussagen, daß der verärgerte oder zurückweisende Partner insgeheim die Sexualtherapie sabotieren wird.

Es ist jedoch möglich, Partner, die sich nicht lieben, sexuell funktionsfähig zu machen, wenn eine gewisse Gefühlsverbundenheit trotz relativer Distanziertheit zwischen ihnen besteht, solange sie nur nicht von Grund auf feindselig zueinander eingestellt sind. Diese Konstellation liegt vor bei Verwendung von Surrogatpartnern in der Sexualtherapie. Aber obwohl es manchen Nutzen haben kann, zwei „Fremde" – seien sie verheiratet oder bezahlte Surrogatpartner – sexuell miteinander funktionsfähig zu machen, ist es schwerlich emotional befriedigend für die Patienten oder für die meisten Therapeuten.

Sexualtherapie hat die beste Prognose, wenn zwischen den Partnern eine echte Liebesbeziehung besteht. Wenn sie sich echt lieben, wenn sie echt verbunden miteinander sind, wenn sie echt füreinander empfinden, dann ist alles möglich. Sogar die hartnäckigste Funktionsstörung wird angehbar, wenn eine wirkliche Liebesbeziehung besteht.

Sexualtherapie kann Liebe nicht erzeugen. Jedoch kann der sexualtherapeutische Prozeß bewirken, daß das Erleben und das Zum-Ausdruck-Bringen von Liebe nicht länger behindert wird. Und wenn Liebe behindert und abgewehrt wird, dann ist es die vorrangige Aufgabe des Sexualtherapeuten, Hindernisse und Barrieren zu beseitigen und abzubauen.

Literaturhinweise des Übersetzers

Brady, John Paul: Behavior Therapy and Sex Therapy. American Journal of Psychiatry 133, 8 (1976) 896-899. (Ein profilierter Verhaltenstherapeut stellt klar, daß die neue Sexualtherapie ihrem Wesen nach keine Verhaltenstherapie ist, auch keine „Verhaltenstherapie für Sexualstörungen". Wesensmerkmal der Verhaltenstherapie sei die Art der Sammlung und Analyse von Daten, die dann für den Zuschnitt des Behandlungsprogramms verwendet werden. Nur: Bradys Fallbericht ist kein Beispiel für eine besonders gute Sexualtherapie, schon gar nicht für die „neue". Beherzigung dessen, was Helen Singer Kaplan im Kapitel über die Erhebung des Sexualbefundes schreibt, hätte gut getan.)

Bräutigam, Walter: Grundriß der Sexualmedizin. Thieme, Stuttgart, Flexibles TB 1976/77. (Vermittelt einen guten Überblick aus der Sicht des Analytikers.)

Comfort, Alex: Joy of Sex. Freude am Sex. Ullstein, Berlin/Frankfurt/Wien, 10. Aufl. 1978.

Comfort, Alex: More Joy of Sex. Noch mehr Freude am Sex. Ullstein, Berlin/Frankfurt/Wien 1978
(Hinreißend geschriebene Anleitungen zum sexuellen Spiel. Etwas Besseres gibt es nicht. Wahrscheinlich nicht geeignet für sexuell sehr gehemmte Menschen. Ganz gewiß eine Fortsetzung der Sexualtherapie. In jedem Therapiefall aber zu erproben, weil unmittelbare emotionale Reaktionen einbringend. Die Bücher liefern anregende Abbildungen, im amerikanischen Bestseller-Original besser und reichhaltiger als in der deutschen Fassung, die so weit so gut ist, aber den Zauber der amerikanischen Veröffentlichung nicht hat einfangen können. Fireside Books, Published by Simon and Schuster Dept. 600, 630 Fifth Ave, New York, N.Y., 10020)

Eichner, Klaus, und *Habermehl, Werner:* Der RALF-Report. Das Sexualverhalten der Deutschen. Zusammenfassende Darstellung der wichtigsten Ergebnisse aus der ersten repräsentativen Analyse sexueller Lebensformen (RALF) in Deutschland mit einer Auswahl aus fast 2000 Antworten zur männlichen und weiblichen Sexualität. Hoffmann und Campe Verlag, Hamburg 1978

Fisher, Seymour: Der Orgasmus der Frau. Goldmann TB 9533, München
(Auch über den im vorliegenden Buch und auch sonst häufig zitierten Befund hinaus eine wichtige Untersuchung. John Money referierte sie unter dem Titel: My Orgasm belongs to Daddy.)

Fleck, Lilli: Weiblicher Orgasmus. Die sexuelle Entwicklung der Frau – psychoanalytisch gesehen. Kindler Taschenbücher, München 1977

Friday, Nancy: Die sexuellen Phantasien der Frauen. Eine umfassende Untersuchung über einen bisher verborgenen Bereich der weiblichen Erotik und Sexualität. Scherz Verlag, Bern und München 1978
(Von großer therapeutischer Bedeutung, weil beruhigend hinsichtlich der „Normalität" eigener Phantasien.)

Garfield Barbach, Lonnie: For Yourself. Die Erfüllung weiblicher Sexualität. Ullstein, Berlin/Frankfurt/Wien 1977
(Ein sehr wichtiges Buch. Ein Bericht einer amerikanischen Sexualtherapeutin über ihre gruppentherapeutischen Erfahrungen mit anorgastischen Frauen, der sich gezielt und mit beeindruckendem Verständnis an die Leserin selbst wendet und ihr konkrete Anleitung zur sexuellen Selbstentfaltung gibt. Auch die im vorliegenden Text erwähnten Kegel-Übungen werden sehr genau besprochen. In Ermangelung eines Besseren empfehle ich dieses Buch nachdrücklich allen Frauen, die bei mir eine Sexualtherapie beginnen.)

Hite, Shere: Hite Report. Das sexuelle Erleben der Frau. C. Bertelsmann, München 1977
(Eine nicht repräsentative Untersuchung an amerikanischen Frauen, die trotzdem Therapie suchenden Frauen und auch Therapeuten wichtige Informationen vermitteln kann.)

J. . .: Die sinnliche Frau. Rororo TB 1634, Reinbek 1976
(Amüsant geschrieben, streckenweise auch instruktiv, wenn die „sinnliche Frau" sich selber nur wichtiger nähme als den Mann.)

Kockott, Goetz (Hrsg.): Sexuelle Störungen. Verhaltensanalyse und -modifikation. Fortschritte der Klinischen Psychologie, Band 10, Urban & Schwarzenberg, München 1977

Masters, W.H. + Johnson, V.E.: Die sexuelle Reaktion. Rororo Sexologie 8032/33, Reinbek 1970 (Ein Standardwerk.)

Masters, W.H. + Johnson, V.E.: Impotenz und Anorgasmie. Zur Therapie funktioneller Sexualstörungen. Goverts Krüger Stahlberg, Frankfurt 1973
(Noch ein Standardwerk. Die genaue Kenntnis beider Werke von Masters und Johnson ist für jeden Sexualtherapeuten unverzichtbar. Immer wieder zum Nachlesen geeignet.)

Money, J. + Ehrhardt, Anke: „Männlich-weiblich". Die Entstehung der Geschlechtsunterschiede. Rororo Sexologie 8042, Reinbek 1975
(Nicht unmittelbar therapierelevant, vermittelt aber wichtiges Basiswissen.)

Pietropinto, Anthony + Simenauer, Jacqueline: Abschied vom Mythos Mann. Report über das männliche Sexualverhalten. Fischer Taschenbuch Verlag, Frankfurt 1978
(Ein wirklich repräsentativer Bericht auf der Grundlage einer Befragung von mehr als 4000 amerikanischen Männern über die Verabschiedung des Mannes an der Vordertür, wenn er durch die Hintertür schon längst das Haus wieder betreten hat.)

Pilgram, Volker Elis: Der selbstbefriedigte Mensch. Goldmann, Sachbuch 11177, 1977
(Eine herzerfrischende Befreiung der Masturbation, wie sie die meisten Sexualtherapie-Patienten nötig haben.)

Schwarzer, Alice: Der „kleine" Unterschied und seine großen Folgen. Frauen über sich – Beginn einer Befreiung. Fischer FB 1805, Frankfurt 1977
(Nicht einmal in erster Linie wegen der Frauenbefreiung und ihrer großen sexualtherapeutischen Potenz – vielmehr als Hinweis darauf, wie schwer die von Alice Schwarzer interviewten „sekundär frigiden" Frauen zu therapieren wären.)

Semans, James, H.: Premature Ejaculation. A New Approach. Southern Medical Journal, 49 (1956) 353-358
(Der im Buch erwähnte Originalaufsatz.)

Sherfey, Mary Jane: Die Potenz der Frau. Wesen und Evolution der weiblichen Sexualität. Kiepenheuer & Witsch, Köln 1974
(Wichtig für jeden, der sich mit weiblicher Sexualität beschäftigt.)

Sigusch, Volkmar (Hrsg.): Therapie sexueller Störungen. Thieme, Stuttgart, Flexibles TB 1975
(Enthält wissenschaftliche Beiträge verschiedener therapeutischer Richtungen.)

Singer Kaplan, Helen: The New Sex Therapy. Active Treatment of Sexual Dysfunctions. Bailliere Tindall, London 1974
(Das Hauptwerk der Verfasserin, siehe Vorwort.)

Singer Kaplan, Helen: The Illustrated Manual of Sex Therapy. Quadrangle/The New York Times Book, Co. New York 1975

Willi, Jürg: Die Zweierbeziehung. Spannungsursachen – Störungsmuster – Klärungsprozesse – Lösungsmodelle. Analyse des unbewußten Zusammenspiels in Partnerwahl und Partnerkonflikt: das Kollusionskonzept. Rowohlt, Reinbek 1977